中等职业教育老年人服务与管理专业精品系列教材

老年人营养膳食与搭配

桑 建 杨 辉 主 编
姜 慧 副主编

科 学 出 版 社
北 京

内 容 简 介

本书以老年人健康与饮食保健为主线，涉及营养学知识、各种原料的营养价值、烹饪中营养的保护、营养餐的配置等内容，具体包括营养与膳食、营养学基础知识、食品原材料的营养价值、老年人膳食需求与膳食指导、老年营养配餐及老年常见病的膳食管理 6 个项目。

本书可作为中等职业教育老年人服务与管理专业教材，也可作为广大老年人服务行业工作者及各类社会管理人员的参考书。

图书在版编目（CIP）数据

老年人营养膳食与搭配/桑建，杨辉主编. —北京：科学出版社，2021.3
（中等职业教育老年人服务与管理专业精品系列教材）
ISBN 978-7-03-067564-4

Ⅰ．①老…　Ⅱ．①桑…　②杨…　Ⅲ．①老年人-饮食营养学-中等专业学校-教材　Ⅳ．①R153.3

中国版本图书馆 CIP 数据核字（2020）第 269871 号

责任编辑：王鹤楠 / 责任校对：王　颖
责任印制：吕春珉 / 封面设计：东方人华平面设计部

科学出版社 出版
北京东黄城根北街 16 号
邮政编码：100717
http://www.sciencep.com
北京中科印刷有限公司 印刷
科学出版社发行　各地新华书店经销
*
2021 年 3 月第 一 版　　开本：787×1092　1/16
2023 年 8 月第四次印刷　　印张：13
字数：300 000

定价：58.00 元

（如有印装质量问题，我社负责调换〈中科〉）
销售部电话 010-62136230　编辑部电话 010-62135397-2041

版权所有，侵权必究

举报电话：010-64030229；010-64034315；13501151303

前　　言

　　养老服务业是涉及亿万群众福祉的民生事业和具有巨大发展潜力的朝阳产业,大力发展养老服务业对更好地满足人民群众日益增长的美好生活需要、高水平全面建成小康社会具有重要意义。教育部等 9 部门联合印发的《关于加快推进养老服务业人才培养的意见》(教职成〔2014〕5 号)提出,"到 2020 年,基本建立以职业教育为主体,应用型本科和研究生教育层次相互衔接,学历教育和职业培训并重的养老服务人才培养培训体系。培养一支数量充足、结构合理、质量较好的养老服务人才队伍,以适应和满足我国养老服务业发展需求"。国务院办公厅《关于推进养老服务发展的意见》(国办发〔2019〕5 号)提出,"鼓励各类院校特别是职业院校(含技工学校)设置养老服务相关专业或开设相关课程"。加快培养养老服务人才,编写适合中等职业学校老年人服务与管理专业的课程教材是当务之急。

　　中国已进入老龄化社会,老年人的个体差异更为显著。人进入老年时期,人体衰老是不可逆转的自然规律,合理的饮食营养对老年人身体健康尤为重要。本书以老年人健康与饮食保健为主线,通过对营养学知识、各种原料的营养价值、烹饪中营养的保护、营养餐的配置等内容的学习,学生能够掌握关于老年人饮食健康领域的理论知识和专业技能,普适性强,受益面广。

　　本书体例设置丰富,符合中职生认知特点,且与生活、职业相结合,突出了专业性、实用性和实践性。本书包括 6 个项目,每个项目下设 2～6 个任务,每个项目后设项目总结和拓展练习。每个任务的编排包括任务目标、情境导入、任务描述、相关知识、任务实施、任务点评、延展阅读 7 个环节。本书注重案例讨论及实践教学,每个任务中的情境导入和任务描述中设置了提示性的问题与分析,并在任务实施环节进行练习,强调实用性,在学习知识、训练技能的同时,注重方法能力和社会能力的培养。

　　本书由桑建和杨辉担任主编,姜慧担任副主编,具体的编写分工如下:项目一、项目二由桑建编写,项目三、项目四由杨辉编写,项目五、项目六由姜慧编写。编者在编写本书的过程中得到了扬州大学黄玉军老师的帮助与支持,在此一并表示衷心感谢。

　　鉴于中等职业教育老年人服务与管理专业的课程建设和研究开发工作仍处于起步阶段,本书难免存在疏漏,编者真诚希望业界专家、同行批评指正,也希望广大读者提出宝贵的意见与建议。

编　者

2019 年 11 月

目　　录

项目一

营养与膳食

项目概况

　　本项目从膳食营养与健康的角度出发，把营养和膳食的基本知识与当前健康理念有机结合起来，阐述了营养在人体中的作用、膳食均衡的重要性和营养与健康的关系。

　　通过学习本项目，学生能够了解老年营养健康，为后期学习各类营养素、食品原材料相关知识，以及为老年人进行合理的营养配餐和针对不同老年常见病的膳食管理打下基础。

【学习目标】

『知识目标』

　　1. 理解营养和膳食的概念。

　　2. 了解合理营养和合理膳食，以及均衡营养及均衡膳食的要点。

　　3. 掌握老年营养健康的关注要点，以及老年营养与健康的关系。

『技能目标』

　　1. 能够初步认识各类营养素及其简单的生理功能。

　　2. 能够深刻理解营养与健康的关系并应用。

　　3. 能够针对不同老年人的膳食问题提出指导意见。

『职业素养目标』

　　1. 培养职业敏感度，能够熟练分析日常生活中常见食物的营养价值。

　　2. 宣传均衡营养和膳食的理念，带动身边更多的人了解均衡营养和膳食的重要性。

任务一 认识营养与膳食

任务目标

『知识目标』

1. 了解营养与膳食的概念。
2. 理解合理营养、合理膳食的含义。
3. 掌握均衡营养和均衡膳食的注意事项。

『技能目标』

1. 能够判断各类营养素的营养价值。
2. 能够辨别生活中膳食营养不均衡的案例。
3. 能够根据膳食均衡原则设计日常饮食方案。

『职业素养目标』

1. 培养职业敏感度，能够熟练分析日常生活中常见膳食的营养价值。
2. 宣传均衡营养和膳食的理念，带动身边更多的人了解均衡营养和膳食的重要性。

情境导入

现年 72 岁的王阿姨退休后迷上了食疗养生。有人建议吃茄子，王阿姨就天天吃茄子；有人建议喝绿豆汤，王阿姨就用绿豆汤替代凉开水。最近，她听说吃香菜能够降血压便迷上了吃香菜，"这要是不吃药就能把血压降下来多好！"本是调剂口味的香菜，成了王阿姨的主菜，"我一顿就吃一碗"。

有的老年人多吃某一种食物，也有的老年人走向另外一个极端：绝对不吃某种食物。胡女士血脂偏高，她听说蛋黄的胆固醇含量高，从此坚决不吃蛋黄。女儿告诉她即使一口蛋黄不吃，人体体内也会合成胆固醇；而且蛋黄含有很多营养成分，一天一个蛋黄没问题。但胡女士特别固执，不仅不吃蛋黄，还一度坚持喝醋。自从听说"醋能够软化血管"，胡女士就每天喝两勺醋，一开始喝普通陈醋，后来改成了喝美容醋。喝了半年之后，她觉得胃不舒服，终于放弃了喝醋疗法。

王阿姨和胡女士的膳食观念正确吗？为什么？

任务描述

1）通过对本任务的学习，了解营养与膳食的概念，并根据合理营养和合理膳食的原则指出"情境导入"案例中的饮食误区。

2）通过学习均衡营养和均衡膳食的相关知识，针对"情境导入"中人物出现的问题对照均衡营养和均衡膳食的原则提出指导性意见。

相关知识

一、营养

（一）营养的概念

人体为了生存和生活必须摄取食物，以维持生长发育、正常的物质代谢和生理机能等生命活动。摄取、消化、吸收和利用食物中的养料以维持生命活动的整个过程称为营养。

生物从低级到高级，从单细胞生物到高等动植物，从水中生活到陆地生活，所处的环境不同，生态各异。因此，各生物所需要的养料和摄取养料的方式也不相同。

生物所需的养料，其元素组成，大量的有氢、氧、氮和碳，这些是组成生物体的蛋白质和储存能量的主要元素。此外，还有少量的硫、磷、钙、镁、钾、钠、氯和多种微量元素。有些微量元素在生物体内仅有痕量。

含有叶绿素和紫色素的植物及微生物能够经过根、叶或细胞膜直接从外界吸取这些无机化合物，并利用日光的能量来合成自身生长、发育等生命活动所需的有机物质，如蛋白质、脂质和糖类（碳水化合物）等，具有这样营养方式的生物称为自养型或无机营养型生物；另一些生物（如动物）不能直接利用外界的无机物合成自身生命所需的有机物，必须从自养型生物或其他同类生物获取养料，通过代谢过程将摄取的物质转变成自身所需的蛋白质、脂质、糖类等有机物，具有这样营养方式的生物则称为异养型生物。

营养学即是研究食物对生物的作用的科学。营养学在发展的过程中，不仅包括食物进入机体内的变化（如参与生化反应和结合到组织细胞中），还包括指导人们如何选择食物以保障机体的正常生长、发育与繁殖。所以，营养学除了有生物学意义外，还有社会经济意义。

食物中对机体有生理功效的成分称为营养素。人体所需的营养素有几十种，可分为六大类：蛋白质、脂类、糖类、无机盐、维生素和水。它们各有独特的营养功用，在机体代谢中又密切联系。糖、脂肪、蛋白质主要是供给机体热能，无机盐、维生素和水主要是调节生理机能。

（二）营养物质

营养是为机体生长、发育和维持生命而消化、吸收、利用所需营养物质的过程，营养物质是食物中能营养身体的化学物质。

一般来说，营养物质可分为两大类，大营养素和微量营养素。大营养素的每天需要量很大，它们构成食物的绝大部分，提供机体生长、代谢和运动所需的能量和物质。微量营养素需要量很少，包括维生素和部分无机盐，它们能催化大营养素的利用。

1. 大营养素

大营养素包括糖类、脂类、蛋白质和一些无机盐，占食物中干重的 90%，提供 100% 的能量来源。它们在肠中被消化、分解成基本单位：糖类分解成单糖，脂类分解成脂肪酸和甘油，蛋白质分解成氨基酸。它们产生的能量分别是 1g 蛋白质（或糖）产生 4kcal[①] 热量，1g 脂肪产生 9kcal 热量。作为能量来源，糖类、蛋白质和脂类可以按它们能量含量的比例互相转换。

能量的需求各异，根据年龄、性别、身体活动量，人体每天需要 1000～4000kcal 热量。一般情况，活动量小的妇女、小孩和老年人每天需要大约 1600kcal 热量，年龄大一些的孩子、活泼的少年、成年女性和活动量小的男性每天需要大约 2000kcal 热量，活泼的男性青少年每天需要大约 2400kcal 热量。通常约有 55%的热量来源于糖类，30%来源于脂类，15%来源于蛋白质。如果能量的摄入不能满足机体的需要，体重就会下降。体内储存的脂肪和少量蛋白质用于补充这些需要的能量。饥饿 8～12 周，就会导致死亡。

必需脂肪酸在普通膳食中只占脂肪消耗的 7%（占产生全部热量的 3%或大约 8g），是大营养素，包括亚油酸、亚麻酸、花生四烯酸、二十碳五烯酸（eicosapentaenoic acid，EPA）和二十二碳六烯酸（docosahexaenoic acid，DHA）。亚油酸和亚麻酸来源于植物油类；EPA 和 DHA 是脑发育所必需的，来源于鱼油。在体内，花生四烯酸可由亚油酸转变而成。EPA 和 DHA 可由亚麻酸转变而成，鱼油也是很重要的来源。

无机盐中的钙、磷、氯、钾、镁，是大营养素，每天需要量相对较大（每天 1～2g）。水也是大营养素，每消耗 1kcal 热量就需要 1mL 水，相当于每天需要 2500mL 水。

2. 微量营养素

维生素和部分无机盐是微量营养素。维生素分为水溶性维生素（维生素 C 和 8 种维生素 B 族）和脂溶性维生素（维生素 A、维生素 D、维生素 E 和维生素 K）。

无机盐中的铁、锌、铜、锰、铂、硒、碘化物、氟化物属于微量营养素。除氟化物外，其他无机盐都是新陈代谢中激活酶所需要的。

氟化物和钙形成稳定的复合物，有助于稳定骨骼和牙齿中无机盐的含量，也有助于预防龋齿。无机盐如铬、砷、钴、镍、硅、钒，可能是某些动物营养必需的，但是对于人类营养是否必需还不肯定。所有的无机盐在高剂量时，都是有毒的，有些（砷、镍、铬）还可能致癌。

（三）营养需求

合理的膳食是形成和保持健康体魄、满足体力及脑力劳动所需巨大能量所必需的。一个人每天对必需营养素的需要量是由年龄、性别、身高、体重、新陈代谢和活动量决定的。相关研究资料已分析评估出对食物中的 45 种必需营养素的需要量。美国国家科学院食品与营养委员会和农业部门定期发布推荐的每日膳食中营养素供给量（recommended dietary allowance，RDA），用来计算健康人的膳食需要。

美国农业部门曾经提出，平衡的膳食结构由 4 类基本食物组成，分别是乳制品、肉类和植物蛋白质、面包和谷物，以及水果和蔬菜。一种新的、优化的金字塔结构的膳食

[①] 国际上通用的热量单位是 J、kJ 或 MJ，营养学上使用比较多的是 kJ 和 MJ。营养学领域常使用的能量单位是 cal 和 kcal。本书使用 kcal 较多，kcal、J、kJ、MJ 之间的换算关系为：1kcal＝4184J，1kcal＝4.184kJ，1kJ＝0.239kcal，1000kcal＝4.184MJ，1MJ＝239kcal。

建议被提出，目的在于帮助人们选择既能补充必需营养素，又可降低多种疾病的发病率，如癌症、高血压、冠心病、脑卒中（俗称中风）等的膳食。这个建议根据每个人每天对热量消耗的不同（1600～2400kcal），4类食物的搭配量各异。例如，一个需要量为1600kcal的人，每天应食用6份谷面类食品和3份蛋白质食品，而一个需要量为2400kcal的人应食用10份谷面食品和5份蛋白质食品。一般来说，脂肪的摄入量应减少到总热量的30%，而水果、蔬菜和谷类的摄入量应增加。

（四）营养保健原则

出于居安思危的考虑，很多人开始关注补充营养，但是专家指出：补充营养不可过于盲目，需要根据自身需求，适量补充。比如，处于生长发育期的儿童及青少年、孕产妇、中老年人群等，对营养需求的量是不同的。

营养保健其实是一种过程。在这一过程中，食物和营养品应该是相辅相成的，不能单纯依赖某一方面。在中国居民平衡膳食宝塔（图 1.1）中，塔基（最底层）为谷薯类（包括全谷物和杂豆、薯类）及水，第四层为蔬菜类、水果类，第三层为畜禽肉、水产品、蛋类，第二层为奶及奶制品、大豆及坚果类，塔尖（最高层）为盐、油，分量逐层减少。当然，不同人群最好咨询营养师之后，再制定属于自己的日常膳食搭配，总之要均衡吸收各种营养。

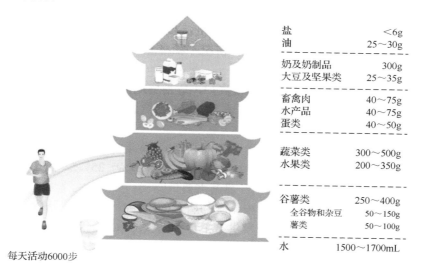

盐	＜6g
油	25～30g
奶及奶制品	300g
大豆及坚果类	25～35g
畜禽肉	40～75g
水产品	40～75g
蛋类	40～50g
蔬菜类	300～500g
水果类	200～350g
谷薯类	250～400g
全谷物和杂豆	50～150g
薯类	50～100g
水	1500～1700mL

每天活动6000步

图 1.1　中国居民平衡膳食宝塔（2016）

以补钙为例，很多人以为单纯从食物中摄取钙质就足够了，但是人体吸收钙质，还需要维生素 D 来辅助。因此，并不是每天喝足够的牛奶、吃足够的含钙食物就够了。

（五）合理营养

合理营养就是指人们一日三餐所吃食物提供的热量和多种营养素与其完成每日的运动量所需能量和各种营养素之间保持平衡。从营养素方面来讲，要有充足的热能，而且蛋白质、脂类、糖类的含量和比例要适当，有充足的无机盐、维生素和水分，也就是说每日各种食物的种类和数量的选择要得当、充足。

自然界可供人类食用的食物品种繁多，功用各异。但维持人体日常需要的营养素种类只有蛋白质、糖类、脂类、无机盐（又称矿物质，可再分为常量元素和微量元素两类）、维生素和水六大类，共 40 余种。它们各有其特殊的生理功能，共同参与人体的代谢活动。自然界任何种类的单一天然食物都无法提供人体所需的全部营养素，只有多种食物互相按一定比例搭配，才能满足人体合理的营养需求。因此，合理营养强调的是供给人类食用的食物中所含的营养素应种类齐全、含量适度、比例适当。

（六）均衡营养

均衡营养，是指合理搭配食物，才能营养均衡。合理搭配包括粗细搭配、荤素搭配、酸碱搭配等。配制合理的饮食就是要选择多样化的食物，使所含营养素齐全，比例适当，以满足人体需要。

1）粗粮、细粮搭配。粗细粮合理搭配混合食用可提高食物的风味，有助于各种营养成分的互补，还能提高食品的营养价值和利用程度。

2）副食品种类多样，荤素搭配。畜禽肉、鱼、奶、蛋等食品富含优质蛋白质，各种新鲜蔬菜和水果富含多种维生素和无机盐。两者搭配能烹制成品种繁多、味美口香的菜肴，不仅富于营养，又能增强食欲，有利于消化吸收。

3）主副食搭配。主食是指以碳水化合物为主的粮食作物食品，可以提供主要的热能及蛋白质；副食可以补充优质蛋白质、无机盐和维生素等。

4）干稀饮食搭配。主食应根据具体情况干稀搭配，这样，一能增加饱腹感，二能有助于消化吸收。

5）适应季节变化。夏季食物应清淡爽口，适当增加盐分和酸味食品，以提高食欲，补充因出汗而丢失的盐分。冬季饭菜可适当增加油脂含量，以增加热能。配制合理饮食的方法有以下几种。

① 根据具体情况（如性别、年龄、劳动强度），确定每日总热能及营养需要量。

② 根据碳水化合物（占 60%～70%）、脂肪（占 20%～25%）、蛋白质（占 10%～15%）所占一日总热能的比例，分别计算其需要量。

③ 确定每日需用的营养素后，根据食物所含的营养素计划每日膳食。

④ 根据经济及供应情况确定每日供给主食和副食的数量。

⑤ 计算出全部食物的各种营养素含量，并与供给标准相对照。若相差在±10%幅度内，即符合要求。

6）一日三餐热量分配。早餐占 30%，午餐占 40%，晚餐占 30%，以保证一天的热平衡。

二、膳食

（一）合理膳食

合理膳食是指一日三餐所提供的营养必须满足人体的生长、发育和各种生理、体力活动的需要。

成年人每日的食谱应包括奶类，畜禽肉、水产类、蛋类、豆及豆制品，蔬菜、水果类和五谷四大类。奶类含钙、蛋白质等，可强健骨骼和牙齿，每日饮 200mL 为宜。畜禽肉、水产类、蛋类、豆及豆制品等，含丰富的蛋白质，可促进人体新陈代谢，增强抵抗力，每日食用 200～300g 为宜。蔬菜、水果类含丰富的无机盐、维生素和纤维素；增强人体抵抗力，畅通肠胃，每日最少应吃 500g。米、面等谷物主要含淀粉，即糖类物质，主要为人体提供热能，满足日常活动所需，每日食用 250～400g 为宜。

膳食与健康的关系：膳食是指我们通常所吃的食物和饮料，人们通过饮食获得所需要的各种营养素和能量，维护自身健康。

营养的满足应该主要通过膳食来完成。食物能够提供对身体有益的一系列营养物质和其他合成物质。在某些特定情况下，强化食品和膳食补充物可能会帮助增加一种或多种仅靠一般饮食而摄入量不足的营养物质。然而，尽管在某些情况下会推荐膳食补充物，但它仍然不能代替健康的膳食。通过合理平衡的膳食和身体锻炼来改善人们的健康状况，减少主要慢性病的发病。

合理膳食是健康"四大基石"中的第一基石。根据中国营养学会的建议及《美国居民膳食指南（2015—2020）》，结合我国的国情，可以将合理膳食归纳为"两句话、十个字"，即"一二三四五，红黄绿白黑"。

1. 一二三四五

"一"指每天喝一袋牛奶（酸奶），内含 250mg 钙，可以有效地改善钙摄入量偏低的状态。"二"指每天摄入碳水化合物 250～350g，相当于主食 300～400g，各人可依具体情况酌情增减。"三"指每天进食 3 份高蛋白食物（每份指：瘦肉 50g；或鸡蛋 1 个；或豆腐 100g；或鸡鸭 100g；或鱼虾 100g）。"四"指四句话：有粗有细（粗细粮搭配），不甜不咸[①]，三四五顿[②]，七八分饱。"五"指每天进食 500g 蔬菜及水果，加上适量烹调油及调味品。

2. 红黄绿白黑

"红"指每天可饮红葡萄酒 50～100mL，以助增加高密度脂蛋白及活血化瘀，预防动脉粥样硬化。"黄"指黄色蔬菜，如胡萝卜、红薯、南瓜、番茄等，其中含丰富的胡萝卜素，对儿童和成人均有提高免疫力的功能。"绿"指绿茶及深绿色的蔬菜；饮料以茶最好，茶以绿茶为佳，据中国预防医学科学院研究，绿茶有明确的预防肿瘤和抗感染作用。"白"指燕麦粉或燕麦片，据研究证实，每天进食 50g 燕麦片，可使血胆固醇水平下降，对糖尿病更有显著防治效果。"黑"指黑木耳，每天食黑木耳 5～15g，能显著降低血黏度与血胆固醇，有助于预防血栓形成。

---

① 广东型膳食每天摄盐 6～7g，上海型膳食每天摄盐 8～9g，北京型膳食每天摄盐 14～15g，东北型膳食每天摄盐 18～19g。以广东型膳食最佳，上海型膳食次之。

② 三四五顿是指在总量控制下，进餐次数多，有利于防治糖尿病、高脂血症。

（二）均衡膳食

1. 均衡膳食的概念

膳食必须符合个体生长发育和生理状况等特点，含有人体所需要的各种营养成分，含量适当，全面满足身体需要，维持正常生理功能，促进生长发育和健康，这种膳食称为"均衡膳食"。《美国居民膳食指南（2015—2020）》建议，每天所需谷类、面包、蔬菜、水果的量应增加，而奶制品及肉类的需求量应减少，其内容如下。谷物类和精制的、添加营养的谷类制品、面包、热或冷的麦片、面食、米饭：每日 6～11 份（1 份相当于 1 片面包或半杯大米）。蔬菜类深色绿叶蔬菜、黄色或橘色蔬菜：每日 3～5 份[1 份相当于 1 杯生的叶子蔬菜（4 片大的叶子）或约 170mL 蔬菜汁]。水果类柑橘类水果、番茄或其他含丰富维生素 C 的水果：每日 2～4 份（1 份相当于 1 个中等大小的水果或约 170mL 新鲜果汁）。乳制品类牛奶、奶酪、酸奶及其他奶制品：每日 2～3 份（1 份相当于 1 杯酸奶或牛奶或约 28g 乳酪）。肉类牛肉、仔牛肉、猪肉、羊肉、鱼肉、鸡肉、动物肝脏、蛋类、肉类代用食品：每日 2～3 份（1 份相当于 85～113g 动物蛋白，一般相当于一副纸牌那么大，或 1/4 杯坚果）。脂肪、油、糖尽量节制使用。

2. 实现均衡膳食

1）保证合理营养，提供符合营养要求的平衡膳食。《黄帝内经》提出了"五谷为养，五果为助，五畜为益，五菜为充"的饮食原则，这与现代营养学的理论是一致的。中国居民平衡膳食宝塔（2016）和《中国居民膳食指南（2016）》告诉我们，在食物多样化的前提下，日常饮食应以谷类为主，宝塔中粮食所占的比例最高，排在第一层（自下而上），谷薯类每日摄取量为 250～400g（其中，全谷物和杂豆每日摄取量为 50～150g，薯类每日摄取量为 50～100g），主要提供能量且提供一半以上的蛋白质，同时，在配餐中应注意粗细搭配，因为吃细粮不吃粗粮会损失营养素，并牢记"安谷则昌，绝谷则亡"的道理；宝塔中的第二层是蔬菜与水果，建议每日食用新鲜蔬菜 300～500g，新鲜水果 200～350g，以摄取食物中的无机盐、维生素和膳食纤维，并且注意选择各种深颜色尤其是深绿色的蔬菜，且蔬菜、水果不可相互代替，因为水果营养浓度总体上来讲不如蔬菜，但是水果的适口性、糖分及有机酸成分比蔬菜要好一些，各有优势，不能替代，因此，蔬菜、水果都要吃，且要牢记"食不可一日无绿""五菜常为充，新鲜黄绿红"；宝塔第三层是畜禽肉、水产品、蛋类，建议畜禽肉每日摄取量为 40～75g，水产品每日摄取量为 40～75g，蛋类每日摄取量为 40～50g，且注意选择鱼类食品，因为鱼类含优质蛋白，且脂肪含量相对较低；宝塔第四层为奶及奶制品、大豆及坚果类，每日最好摄入奶及奶制品 300g，以补充膳食中钙的不足，豆及豆制品每日摄取量为 25～35g，可提供丰富的维生素 B_1 及铁、锌等无机盐，并牢记"食可一日无肉，不可一日无豆，青菜（油菜）豆腐保平安"的古语；宝塔第五层为盐和油，每日摄取油不超过 30g，食盐控制在每日 6g 以下。

2）根据营养平衡理论，科学搭配食物，按比例分配到一日三餐中。要改变现实生活中，动物蛋白多、海鲜多、高脂肪、少蔬菜、少主食的饮食结构，根据营养平衡理论，科学搭配食物，强调平衡就是健康，每日膳食中选用的品种要达到五大类、18 种以上，其中 3 种以上粮食类食物（包括米、面等），3 种以上动物性食品（包括蛋、鱼、禽、乳类），6 种以上蔬菜（包括根、茎、叶、花、果实），2 种以上的大豆及制品（包括豆腐、豆腐皮、腐竹），2 种食用植物油脂，两种水果（包括坚果类），且粮食供应能量占全日总供应能量的 55%～65%，蛋白质占 10%～15%，脂肪占 20%～30%。将以上食物科学搭配，按早餐占 30%、午餐占 40%、晚餐占 30% 的比例分配到一日三餐中。

综上所述，要减少动物蛋白多、海鲜多、高脂肪、少蔬菜、少主食的饮食结构，就要改变人们不合理的饮食习惯，做到膳食平衡。美国从 1968 年普及营养知识、改善食物结构以来，已经取得明显成效，心脏病发病率下降了 25%，糖尿病发病率下降了 50%，因此，通过改善饮食结构降低多种疾病的发病率是完全可能的。

（三）中国居民膳食营养素摄入量

随着经济的发展，膳食模式有所改变，出现一些慢性病高发的问题。为此，以预防慢性病为目标，在推荐的 RDA 的基础上发展起来一组每日平均膳食参考营养素摄入量的系列标准，即膳食营养素参考摄入量（dietary reference intakes，DRIs）。世界各国公认的 DRIs 包括 4 项营养水平标准。中国营养学会根据营养调查资料和中国膳食特点，以中国 RDA 为基础，编写了中国居民 DRIs。现行的 DRIs 包括以下 4 个营养水平指标：平均需要量（estimated average requirement，EAR）、推荐摄入量（recommended nutrient intake，RNI）、适宜摄入量（adequate intake，AI）、可耐受最高摄入量（tolerable upper intake levels，UL）。

1. EAR

EAR 是根据个体需要量的研究资料制定的，是根据某些指标判断可以满足某一特定性别、年龄及生理状况群体中 50% 个体需要量的摄入水平。这一摄入水平不能满足群体中另外 50% 个体对该营养素的需要，EAR 是制定 RDA 的基础。

EAR 也可作为计划或制定人群 RNI 的基础。如果个体摄入量呈常态分布，一个群组的目标摄入量可以根据 EAR 和摄入量的变异来估计。为了保证摄入量低于 EAR 的个体比例低于 2%～3%，RNI 的平均值应在 EAR 加两个标准差（standard deviation，SD）以上。针对个体，可以检查其摄入量不足的可能性。如某个体的摄入量低于 EAR 减两个 SD，则可以肯定不能达到该个体的需要。

2. RNI

RNI 相当于传统使用的 RDA，是可以满足某一特定性别、年龄及生理状况群体中绝大多数（97%～98%）个体需要量的摄入水平。长期摄入 RNI 水平，可以满足身体对该营养素的需要，保持健康和维持组织中有适当的储备。RNI 的主要用途是作为个体每日摄入该营养素的目标值。RNI 是以 EAR 为基础制定的。如果已知 EAR 的 SD，则 RNI 定为 EAR 加两个 SD，即 RNI＝EAR＋2SD。如果关于需要量变异的资料不够充分，不能计算 SD，一般设 EAR 的变异系数为 10%，这样 RNI＝1.2×EAR。

RNI 在评价个体营养素摄入量方面的作用有限。如果某个体的摄入量低于 RNI，可以认为有摄入不足的危险；如果某个体的平均摄入量达到或超过 RNI，可以认为该个体没有摄入不足的危险。膳食摄入量或其他任何单一指标都不能作为平均个体营养状况的根据。摄入量经常低于 RNI，可能提示需要进一步用生化试验或临床检查来评价其营养状况。

应当指出，对个别身高、体重超过此参考范围较多的个体，可能需要按每千克体重需要量来调整其 RNI。

3. AI

在个体需要量的研究资料不足不能计算 EAR，因而不能求得 RNI 时，可设定 AI 来代替 RNI。AI 是通过观察或实验获得的健康人群某种营养素的摄入量。例如，纯母乳喂养的足月产健康婴儿，从出生到 4～6 个月，他们的营养素全部来自母乳。母乳中供给的营养素量就是他们的 AI 值。AI 的主要用途是作为个体营养素摄入量的目标。

AI 与 RNI 的相似之处是，二者都用作个体摄入的目标，能满足目标人群中绝大多数个体的需要。AI 和 RNI 的区别在于，AI 的准确性远不如 RNI，可能显著高于 RNI。因此，使用 AI 时要比使用 RNI 时更加谨慎。

4. UL

UL 是平均每日可以摄入某营养素的最高量。这个量对一般人群中的绝大多数个体来说，不至于损害健康。如果某营养素的毒副作用与摄入总量有关，则该营养素的 UL 依据食物、饮水及补充剂提供的总量而定。如果毒副作用仅与强化食物和补充剂有关，则 UL 依据这些来源来制定。

任务实施

根据任务描述并结合下列表格，填写各组讨论结果，检验知识点的掌握情况。

1）以小组为单位，指出"情境导入"中老年人的饮食存在的误区。

2）分析误区背后对应的知识要点并提出调整建议。

3）以个人为单位，对所分析的内容进行总结。

知识点	问题	记录
营养、膳食基础知识	"情境导入"中老年人的饮食存在哪些误区	
均衡营养、均衡膳食要点	分析误区背后对应的知识要点并提出调整建议	
自我总结		

任务点评

通过本任务的学习，对自己的知识点掌握情况做出自评。

评价内容	知识点	掌握程度 （A. 良好；B. 一般；C. 不好）	重难点总结
营养	营养的概念		
	营养物质		
	营养需求		
	营养保健原则		
	合理营养		
	均衡营养		
膳食	合理膳食		
	均衡膳食		
	中国居民膳食营养素摄入量		

延展阅读

平衡膳食的基本要求

食物的种类和数量是决定人体健康的基本因素之一。因此，膳食的营养状况取决于膳食结构。平衡膳食是指膳食中所含的营养素种类齐全、数量充足、比例适当，膳食中所供给的营养素与肌体的需要能保持平衡。

1. 食物多样，谷物为主

人类的食物是多种多样的，各种食物所含营养成分不完全相同。除人乳外，任何一种天然食物都不能提供人体所需的全部营养素，平衡膳食必须由多种食物组成，这样才能满足人体各种营养需要，达到合理营养、促进健康的目的。

食物应包括以下五大类：第一类为谷类及薯类，主要提供碳水化合物、蛋白质、膳食纤维和维生素 B 族；第二类为动物性食物，主要提供蛋白质、脂肪、无机盐、维生素 A 和维生素 B 族；第三类为豆类及其制品，主要提供蛋白质、脂肪、无机盐和维生素 B 族；第四类为蔬菜水果类，主要提供膳食纤维、无机盐、维生素 C 和胡萝卜素；第五类为纯热能食物，主要提供能量，其中植物油还可提供维生素 E 和必需脂肪酸。

谷类食物是中国传统膳食的主体，随着经济的发展和生活的改善，人们倾向食用更多的动物性食物。这种"西方化"或"富裕性"的膳食提供的能量和脂肪过高，而膳食纤维过低，不利于一些慢性病的预防。提出膳食以谷类为主是为了提醒人们保持我国膳食结构的良好传统。另外，要注意粗细搭配，经常吃一些粗粮、杂粮等。稻米、小麦不要磨太精，否则谷粒表层所含的维生素、无机盐和膳食纤维等营养素会大部分流失。

2. 多吃蔬菜、水果和薯类

蔬菜与水果含丰富的维生素、无机盐和膳食纤维。蔬菜种类繁多，包括绿叶类、茄果类、豆类等，不同品种所含营养成分不同，甚至差距很大。红、黄、绿等深色蔬菜中维生素含量超过浅色蔬菜和一般水果，是胡萝卜素、维生素 B_2、维生素 C 和叶酸、钙、磷、钾、镁、铁、膳食纤维和天然抗氧化剂的主要和重要来源。有些水果维生素及一些无机盐的含量不如新鲜蔬菜，但水果含有的葡萄糖、果糖、柠檬酸、苹果酸、果胶等物质比蔬菜丰富。红黄色的水果如鲜枣、柑橘、柿子和杏等是维生素 C 和胡萝卜素的良好来源。薯类含有丰富的淀粉、膳食纤维及多种维生素和无机盐。丰富的蔬菜、水果和薯类在维护心血管健康、增强抗病能力及预防某些癌症等方面起着十分重要的作用。

3. 每天吃奶类、豆类或其制品

奶类含丰富的优质蛋白质、维生素和钙类，吸收利用率也很高，是天然钙质的极好来源。我国居民膳食提供的钙普遍偏低，平均只达到推荐供给量的一半左右。大量研究表明，给儿童、青少年补钙可以提高其骨密度。豆类是我国的传统食品，含丰富的优质蛋白、不饱和脂肪酸、钙及维生素 B_1、维生素 B_2、烟酸等。为提高人们的蛋白质摄入量及防止过多消费肉类带来的不利影响，应大力提倡豆类，特别是大豆及其制品的生产和消费。

4. 经常吃适量鱼、禽、蛋，少吃肥肉和荤油

鱼、禽、蛋等动物性食物是优质蛋白质、脂溶性维生素和无机盐的良好来源。动物蛋白质的氨基酸组成更适合人体需要，且赖氨酸含量较高，有利于补充植物性蛋白质中赖氨酸含量的不足。肉类中铁的利用效果较好，鱼类特别是海产鱼所含不饱和脂肪酸有降低血脂和防止血栓形成的作用。动物肝脏含有丰富的维生素 A，还含有维生素 B_{12}、叶酸等，但有些脏器如脑、肾等所含胆固醇相当高，过多食用对预防心血管系统疾病不利。

肥肉和荤油为高能量和高脂肪食物，摄入过多会引起肥胖，也是某些慢性病的危险因素，应少吃。目前猪肉仍为我国人民的主要肉食，但猪肉脂肪含量高，应发展瘦肉型猪。鸡肉、鱼肉、兔肉、牛肉等动物性食物含蛋白质较高，脂肪较低，产生的能量远低于猪肉，应大力提倡吃这些食物，适当减少猪肉消费比例。

为达到平衡膳食需选择多种食物，经过适当搭配做出的膳食能满足人们对能量及各种营养素的需求。不同种类食物的营养素不同，动物性食物、豆类含优质蛋白质；蔬菜、水果含维生素、无机盐；谷类、薯类含碳水化合物；食用油含脂肪；肝、奶、蛋含维生素 A；肝、瘦肉和动物血含铁。一日膳食中食物构成要多样化，荤素混食，合理搭配，方能供给食用者必需的热能和各种营养素。

（资料来源：左东华，2002. 浅谈人体健康与平衡膳食[J]. 中国果蔬（1）：45.）

任务二　认识老年营养健康

任务目标

『知识目标』

1. 了解老年人营养健康概况。
2. 掌握老年人饮食主要问题。

『技能目标』

1. 学习制订健康的老年人营养方案。
2. 能够科学搭配老年人的合理膳食。

『职业素养目标』

1. 提高发现和解决老年人营养健康方面问题的职业素养。
2. 培养发散思维能力和创新素质，对社会相关热点话题保持敏感与好奇。

情境导入

　　小智的父母在外地经营一家公司，不经常回家，由保姆照看他和 73 岁的奶奶。由于家庭经济条件比较好，奶奶每天都会吃补品、喝营养液。小智发现最近奶奶的面色不是很好，虽然没有生病，但他很担心奶奶的身体健康问题。于是他上网查询了关于老年人营养与健康方面的资料。中国发展研究基金会于 2015 年 11 月 12 日在北京发布的《中国老年人营养与健康报告》中指出，我国老年人群的营养与健康状况面临 3 个方面的挑战：存在营养缺乏和营养过剩双重负担；贫血率高于青年和中年人群；营养与健康的知识水平较低、认识不足。《中国老年人营养与健康报告》还指出，我国老年人营养风险整体较高，48.4%的老年人营养状况不佳。

　　随着老龄化的加速发展，高血压、糖尿病、肿瘤这些和营养相关的慢性病的发病率会进一步提高，未来须从加强老年人认知和提升营养管理水平等方面加以应对。

　　小智的奶奶平时吃得非常好，但是她补充的真的是她所需要的吗？小智不禁陷入了思考……

任务描述

　　结合任务一和本任务的相关知识，分析"情境导入"中小智奶奶在饮食、营养、需求方面的主要问题，从饮食角度提出具体的建议并制订简单的饮食营养计划。最终小组讨论针对中国老年人营养与健康现状的改善意见，并设计实施方案。

相关知识

　　人类为了维持生命和从事各种活动，必须从食物中摄取各种营养。营养素的缺乏或过剩皆可能引起机体的功能失调或诱发疾病。另外，生活方式和行为习惯对人体的健康影响很大，如吸烟过度、饮酒、生活不规律、营养失衡、高盐多糖饮食、缺乏运动、情绪变化无常等均威胁人类的健康。多数老年人有牙齿脱落或对假牙不适应，影响食物的咀嚼等问题，因此不愿选用蔬菜、水果和瘦肉一类的食物。由于消化吸收功能减弱，摄入营养素不能很好地被吸收。肝、肾功能的衰竭，导致维生素 D 不能在体内有效地转化成具有活性的形式。由于慢性病，常服用各种药物，干扰了营养物质的吸收利用。

部分老年人经济困难，影响了对食物的选择。丧偶老人、空巢老人由于孤寂，干扰了正常的摄食心态。有些老年人因退休而离开工作岗位，一时不能适应，引起食欲下降。大多数中老年常见病和多发病，都不是一日之寒。

人到中年以后，机体开始逐渐衰老退化，加上机体的活动量逐渐减少，代谢率降低，各系统器官的生理功能减退，特别是胃肠功能及机体调节适应能力减弱，因而代谢就容易受到膳食质和量的影响而失调，增加了高血压、动脉粥样硬化、骨质疏松症和各种代谢障碍性常见病及慢性病的发病率。

人体衰老是不可逆转的发展过程。随着年龄的增加，老年人的器官功能逐渐衰退，容易发生代谢紊乱，导致营养缺乏病和慢性非传染性疾病的危险性增加。

一、老年人饮食中的主要问题

（一）食物中脂肪比例较高

许多老年人虽然总能量和蛋白质达到供给量的标准，但脂肪占总能量的比例超过30%（标准为 20%～25%）。这对已经存在脂代谢障碍的老年人来说是雪上加霜，容易诱发高脂血症、动脉粥样硬化等疾病。同时，脂肪比例还与结肠癌、胰腺癌等肿瘤的发生相关。

（二）新鲜蔬菜吃得少

对老年人的膳食调查发现，其胡萝卜素、维生素 B_1、维生素 B_2、钙和膳食纤维的摄入普遍不足。

（三）粮食太精、白

常食用精米白面会使维生素 B_1、维生素 B_2、烟酸和膳食纤维摄入不足。

（四）菜肴偏咸

调查发现，老年人平均每日用盐量达 13g 左右，超过每人每日少于 6g 的用盐标准，这容易引发高血压和胃癌。

二、老年人的主要营养问题

由于老年人营养代谢改变，饮食生活方式不良，以及牙齿松动、咀嚼困难、胃肠道排空减慢等生理功能退化现象出现，许多老年人虽没有高血压、糖尿病、冠心病等疾病，但也常常处于"亚健康"的状态。其面临的主要营养相关问题如下。

（一）生理问题

随着年龄增长，老年人的各项生理功能日渐衰退，如牙齿脱落、咀嚼困难、味蕾萎缩等，食道蠕动和胃肠道排空速率降低使大便通过肠道的时间延长，增加肠道对水分的吸收，导致大便变硬、经常发生便秘等。这些情况导致老年人生活质量及营养状况下降。

（二）饮食问题

由于健康保健等知识的匮乏，老年人存在不少饮食问题，如爱吃咸菜、烹调方法不够科学、缺乏基本的相克食物知识等。

（三）心理问题

许多 60 岁以上的老年人在退休时、更年期生理变化时会出现一系列的心理变化，甚至产生焦虑、抑郁等情绪，这也或多或少地影响了消化等生理活动，从而进一步影响他们的营养状况。

（四）社会问题

有些空巢老人或独居老人寂寞情绪强烈。他们常常独自生活、独自进餐，缺乏良好的就餐环境，不愿关注饮食及营养问题，从而使营养状况受影响。

三、老年人对营养素的需求

由于老年人本身的生理和代谢变化，他们对营养的需求有别于青壮年。合理饮食是身体健康的物质基础，对改善老年人的营养状况、增强抵抗力、提高生活质量具有重要作用。以下从营养与延缓衰老和增进健康的角度对老年人的营养需求做一简述。

（一）热能

老年人随着年龄的增长，基础代谢率和活动量（劳动强度）皆逐年减少，因此，其热能消耗量也随之降低。一般认为，60 岁的老年人热能的正常耗量较青年人减少 1/5，70 岁以上者减少近 1/3。因此，老年人应依据年龄、性别、活动量及个体差异的生理变化合理调节饮食，减少热量摄入，一般以每千克体重每日供热量 25～30kcal 为宜。

（二）蛋白质

与青壮年比较，老年人蛋白质的需要量不仅在量上不能减少，在质的方面也需增加更多的优质蛋白。老年人对蛋白质的确切需要量目前尚无统一意见，一般认为每千克标准体重的每日供应量为 1～1.5g，有慢性消耗性疾病、烧伤或外科手术后应适当增加，蛋白质应以占总热量的 12%～14% 为宜。但蛋白质的摄入量也不能过多，过多的蛋白质代谢物会加重肝肾负担。

（三）脂肪

脂肪能提供热能及必需脂肪酸，促进脂溶性维生素（维生素 A、维生素 D、维生素

E、维生素 K）和胡萝卜素的吸收。老年人对必需脂肪酸的需要量相应增加，脂肪的每日供应量以占总热量的 20%～30% 为宜，但不得 <10%，以免影响必需脂肪酸和脂溶性维生素的供应。动物性脂肪量最好不要超过脂肪总量的 1/3（鱼油除外）；不饱和脂肪酸和饱和脂肪酸比例对预防动脉粥样硬化极为重要，二者之比在 1～2 时血液中高密度脂蛋白胆固醇增加，而低密度脂蛋白胆固醇减少，有利于防止动脉粥样硬化。

（四）碳水化合物

碳水化合物是人体热能的主要来源。老年人对供热能的主要营养成分（碳水化合物）的摄入量应相对减少。有些老年人为了防治肥胖和高脂血症，往往限制脂肪摄入量而忽视碳水化合物的摄入量，甚至增加碳水化合物的摄入量，殊不知老年人胰岛素分泌减少，对糖代谢的调节能力减弱，而合成脂肪能力增强，长期过多摄入碳水化合物，反而会导致肥胖、超重，引起内源性高脂血症（甘油三酯升高），葡萄糖耐量降低，引起糖尿病。老年人碳水化合物的供给量，一般认为主食应限制在 250～300g/d。

（五）膳食纤维

膳食纤维包括纤维素、半纤维素、木质素及果酸。虽然膳食纤维在肠道内不能吸收，但能增加肠内容物的渗透性，吸收较多水分，扩大容量，刺激肠道，增加肠蠕动，使肠道的内容物较快排出体外，从而减少某些代谢产生的促癌物质与肠黏膜接触的机会，有防治便秘及防癌作用。此外，纤维素还可降低胆汁和血液中的胆固醇浓度，有益于减少动脉粥样硬化和胆结石的发生。纤维素能延缓糖分的吸收，降低血糖，有利于防治糖尿病及减肥等。各种粗粮、蔬菜和水果中富含纤维素，老年人食物中含纤维素以 25～40g/d 为宜。

（六）维生素

1. 维生素 A

老年人消化功能弱，易发生维生素 A 缺乏，应多进食富含维生素 A 的食物，如肝、胡萝卜、牛奶、绿色蔬菜等。老年人维生素 A 的每日需要量为 2500～5000IU（1IU 相当于 0.33μg）；过多摄入会引发中毒，表现为厌食、激动、肢端活动受限、头发脱落、肝肿大及皮肤瘙痒等。

2. 维生素 B 族

对老年人较重要的有维生素 B_1、维生素 B_2、维生素 B_6、维生素 B_{12}、烟酸及叶酸等。

1）维生素 B_1，在糠麸中含量最为丰富。老年人维生素 B_1 的每日需要量为 1.2～1.4mg。

2）维生素 B_2，动物内脏、肉类、乳类、蛋黄及酵母中含量最为丰富，日需要量为 1.5～2.0mg。

3）维生素 B_6，是参与机体代谢的 20 多种酶的辅酶，老年人维生素 B_6 缺乏会导致行为异常。维生素 B_6 以酵母和糠麸中最多，每日需要量为 3mg。

4）维生素 B_{12}，在肝及内脏与各种动物性食品中含量最为丰富，人体肠道的微生物也能少量合成。老年人维生素 B_{12} 的每日需要量为 5～15μg。

3. 维生素 C

老年人由于食欲减退、消化吸收功能低下、喜食烹调时间较长的食品及进食水果、蔬菜少等，易发生维生素 C 缺乏。人体不能合成维生素 C，主要来源于新鲜蔬菜水果。老年人维生素 C 的每日需要量为 70～75mg。

4. 维生素 D

维生素 D 缺乏时老年人易发生骨折，引起骨软化病或骨质疏松症。长期卧床不见阳光、饮食不合理、肠道吸收功能障碍者易缺乏维生素 D。它在各种动物性食品中含量丰富，如肝、奶、蛋等。老年人维生素 D 的每日需要量为 400 单位。

5. 维生素 E

麦胚中维生素 E 的含量最丰富。老年人每日维生素 E 需要量为 10～30mg，但长期大量摄入维生素 E 也可产生一些严重副作用，如静脉血栓等。

（七）无机盐

1. 硒

硒是一种人体必需的无机盐，在土壤中硒含量低的地区，其农作物和饮水及人体内硒含量亦低，此地的癌瘤发病率和死亡率、心脏病、脑卒中及高脂血症相关疾病皆高。低硒者同时会并发维生素 E 缺乏症，患癌风险更大。硒能增强维生素 E 的抗氧化作用，减少自由基的形成，刺激免疫球蛋白及抗体的形成，增强机体抗病菌的能力。人体对硒的生理需要量极微，含硒的食物有动物内脏、鱼虾、蛋类、大蒜、蘑菇、香蕉和胡萝卜等。

2. 锌

锌是人体必需无机盐，参与多种酶的合成。锌有抗氧化功能，可使细胞对氧自由基有较强抵抗力，因此有抗衰老作用。老年人缺锌表现为味觉异常、暗适应能力下降等。

3. 铜

铜参与造血过程和铁的代谢，影响铁的吸收、运输和利用，缺铜可致贫血。老年人体内含铜偏高，补充铜需慎重。

总之，无机盐与老年人的代谢、疾病及衰老密切相关。无机盐只有在合适范围内才能发挥有效作用，过多或缺乏都能引起疾病，影响健康。

4. 钙

钙是构成人体骨骼的主要元素，老年人缺钙可致骨质疏松症，严重者致股骨颈骨折，特别好发于绝经期后的妇女及 60 岁以上的男性。豆及其制品、乳及其制品、虾皮等含钙量丰富。多晒太阳或补充维生素 D 有益于促进钙吸收。一般钙的每日需要量为 500～1000mg。

5. 铁

铁是合成血红蛋白的主要原料，老年人贫血的原因是铁的摄入量和吸收率减少，也与老年人体内氨基酸含量减少有关。含铁丰富的食物有肝、蛋类、黑木耳、动物全血等。膳食中维生素量的多少对铁的吸收影响很大，因此，老年人贫血补铁应同时补充维生素C及优质蛋白质。老年人铁的每日需要量为 5～10mg。

四、健康老年人营养方案

日常生活中，饮食营养是否合理与中老年人的保健关系极大，老年人要得到充足的营养，就要吃多种多样的食物，而且要搭配合理，否则就要影响健康。从现代观点看，营养合理原则要求营养素全面、平衡，要"饮食以时，饥饱适中"。

在老年人的健康问题上，良好的营养状况是基石。合理的营养配置不仅可以增进老年人的健康，还可以延缓衰老。相反，不合理的营养配置可能给老年人的健康带来很大的危害，甚至威胁生命。针对我国老年人生理特点和营养需求，老年人的日常饮食建议如下。

1. 主食

老年人注意适量搭配一些粗、杂粮。粗粮含有丰富的维生素B族、膳食纤维、钾、钙等。老年人消化器官的生理功能有不同程度的减退，患高血压、血脂异常、心脏病、糖尿病等疾病的危险性增加。因此，老年人选择食物要粗细搭配，食物的烹制宜松软，易于消化吸收，以保证均衡营养，预防慢性病。食量应根据个人实际情况而定。

2. 动物类食物

鱼、禽、蛋、畜肉类（以瘦肉为主）是优质蛋白质和许多无机盐（如铁、锌、铜、硒等）的重要来源，应保证每天肉类不少于 150g。

3. 蔬菜水果类

老年人每天应摄入不少于 30g 蔬菜和 10g 水果，其含有水溶性维生素、无机盐和维持健康必不可少的生物活性物质。对于一些胃肠道功能弱的老年人，可选择一些去皮的瓜类及碎菜叶类。

4. 乳、豆类

老年人每天要喝一杯奶，食用豆腐 100g 或豆腐干 50g，以保证钙、磷及部分维生素和蛋白质的摄取。

5. 水

老年人全天饮水量以 2000mL 为宜，过多会增加心、肾负担。

6. 饮食清淡细软

根据中国老年人平衡膳食宝塔（2010），老年人每日摄取油不超过 25g，以植物油为主，有条件的可使用一些橄榄油、亚麻籽油等不饱和脂肪酸丰富的油类。老年人每日摄取盐不超过 5g。尽量选择一些容易消化的、新鲜优质的当季食物。烹调上多利用蒸、炖、炒等方式，少用油炸油煎。

7. 进餐气氛轻松愉快，制作均衡营养食谱

进餐时，使老年人保持健康的进食心态和愉快的摄食过程，尽量避免单独一个人进食。食谱要经常变化，注意色香味的调配；依照老年人健康状态，制作均衡营养的食谱。

8. 酌情补充营养剂

无机盐和维生素的缺乏首先应通过饮食调理。如维生素 A 和铁缺乏，可适当多吃动物肝、血；增加奶类、豆类（图 1.2）的摄入并适量运动，接受日光照射，可减缓骨钙流失。当缺乏程度较重或受食量限制时，在饮食调理的同时可酌情补充营养制剂。

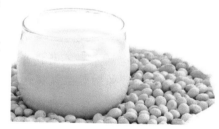

图 1.2　奶类与豆类

9. 适当的户外活动，保持适宜的体重

大量研究证实，身体活动不足、能量摄入过多引起的超重和肥胖是高血压、高脂血症、糖尿病等慢性非传染性疾病的独立危险因素。在增加身体活动量、维持标准体重的同时，还可接受充足紫外线照射，这样有利于体内维生素 D 的合成，预防或推迟骨质疏松的发生。

此外，许多老年人还存在不同程度的咀嚼、吞咽障碍，有些为牙齿松动导致，有些为疾病状态导致。

对于口齿松动导致的咀嚼、吞咽障碍，如有可能，建议先至口腔科就诊，改善松动状态；因各种因素不能就诊的，可提供细软易消化的食物或流食，如粥、烂面片、馄饨、蒸蛋、肉末、南豆腐、去皮瓜类、奶类等；如经口摄入不能满足目标总能量，可以用口服营养补充剂（oral nutrition supplementation，ONS）进行补充。

对于某些疾病状态，如脑卒中、帕金森病等导致的咀嚼、吞咽障碍，可以首先调整食物性状，如添加一些增稠剂等，将液态的食物调制成糊状，并提供良好的就餐环境等，以帮助老年人进食，避免呛咳、误吸等风险。

老年人的身体已经进入不可逆的衰退状态，加上饮食、心理、社会等因素，影响了老年人的健康状况。在这其中，营养的合理搭配是一个十分重要的问题，我们应着重帮助老年人实现合理均衡的膳食。

任务实施

1）分析老年人在饮食、营养和需求方面的主要问题，并结合日常生活举例说明。

2）根据老年人的营养需求，对日常饮食提出具体建议。

3）提出对中国老年人营养与健康现状的改善意见，设计实施方案。

任务点评

通过本任务的学习，对自己的知识点掌握情况做出自评。

评价内容	知识点	掌握程度 （A. 良好；B. 一般；C. 不好）	重难点总结
老年人饮食中的主要问题	4 个问题		
老年人的主要营养问题	4 个问题		
老年人对营养素的需求	8 种元素		
健康老年人营养方案	十大注意事项		

延展阅读

老年人养生保健七大常识

随着人们生活水平不断提高，人们开始注重养生保健，尤其是中老年人，为了保持健康的身体，开始对养生保健知识投以更多的关注。以下总结了老年人养生保健中的七大养生常识。

1. 合理饮食

世间万物讲究平衡以求发展，对于人体来说同样如此。平衡的饮食搭配是保持健康的身体、保证保健养生的重要方式。切忌暴饮暴食，最好少吃多餐，并且避免高脂肪食物的过量摄取，否则将打破人体的营养均衡，造成健康受损，出现其他病症。

2. 喝的适当

为什么把"喝"独立出来讲呢？首先在现代社会社交似乎离不开酒桌，我们这里强调的就是酒水的饮用。酒精对人体健康的负面作用是不可否认的，过量的饮酒让身体肾脏等各个方面的负担加重。不管是呕吐，还是宿醉都是最好的证明。因此，尤其对于中老年人来说，多喝水、少饮酒才是保健养生的正道。

少喝冷饮，老年人脾胃消化吸收能力已逐渐衰退，夏季又要受到暑热湿邪的侵袭，影响了脾胃消化吸收功能，如吃生冷食物、饮冷饮，就会损害脾胃。各类冷饮虽可消暑解热，但会对消化道黏膜产生不良刺激，可使胃肠液循环减慢，肠蠕动变弱，甚至出现痉挛现象。因此，老年人要少喝冷饮，少吃冷食。有消化道疾病的老年人尤应注意。消暑除倦可喝不太浓的热茶。

3. 远离烟

人类健康危害中最让人忌讳的凶器之一——烟，同样也是人们最习以为常的压力宣泄途径。现如今，但凡感到压力，尤其是男性总会习惯性地抽烟以宣泄。但是这对于健康保健来说是非常不利的。尤其对老年人来说，吸烟将大大增加心脏病、癌症等严重病症发生的概率，使得寿命大大缩短。

4. 加强人际交往，保持积极健康的情绪状态

情绪对于人的健康起着决定性的作用。常见报道，积极乐观的患者康复的概率比总是郁郁寡欢的患者要高。同理，保持积极乐观的情绪状态对老年人的健康有着重要意义。退休之后，老年人的活动圈子会变小，他们不需要工作，而这会造成他们对自我价值的质疑，从而时常郁郁寡欢。这时候加强人际关系，进行适当的社交行动，对于保持良好的情绪状态是非常重要的。

5. 适当运动

适当运动益处多。不是很剧烈的运动对老年人的健康是有益的，还可使老年人接触其他人。游泳和适应性锻炼特别值得推荐。切忌剧烈运动，适当就好。

6. 早睡早起

睡觉是养生第一要素。睡觉的时间最好是 21:00 至次日 3:00。因为这个时间是一天的冬季，冬季主藏，冬季不藏，春夏不长，即第 2 天没精神。晨跑不能太早，太阳没有出来植物不会进行光合作用，空气中带有有害物质。

7. 药不乱吃

一切药物对治病来说都是治标不治本，因为一切病都是错误的因产生错误的果，错误的因不除，错误的果就不会绝根。所以得病了，需要正确服用药物，辅助自身的修复系统来修复自己的疾病。

（资料来源：佚名，2018. 老年人保健常识[EB/OL].（2018-11-28）[2019-10-10]. https://wenku.baidu.com/view/132f511d9a6648d7c1c708a1284ac850ac020429.html.）

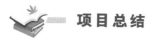 **项目总结**

　　膳食营养不分家，强身健体要靠它。
　　七个大类营养素，各有分工秩序齐。
　　均衡营养强筋骨，均衡膳食好作息。
　　老年人群要注意，凡事有度控身体。

拓展练习

一、单选题

1. 一日三餐热量分配应为（　　　），这样才能保证一天都热量平衡。

   A．33.3%、33.3%、33.3%　　　　　B．30%、35%、35%

   C．30%、40%、30%　　　　　　　D．20%、40%、40%

2. 中国居民平衡膳食宝塔（2016）中建议每人每天食用新鲜水果（　　　）。

   A．50～200g　　B．200～350g　　C．350～500g　　D．500～650g

3. （　　　）是可以满足某一特定性别、年龄及生理状况群体中绝大多数（97%～98%）个体需要量的摄入水平。

   A．AI　　　　　B．EAR　　　　　C．RNI　　　　　D.UL

4. 根据中国居民平衡膳食宝塔（2016），每人每日少于（　　　）是正确的用盐标准。

   A．12g　　　　　B．8g　　　　　C．6g　　　　　D．20g

5. 维生素也不是全对人体有益的，（　　　）摄入过多会产生一些严重副作用。

   A．维生素B_6　　B．维生素B_1　　C．维生素D　　D．维生素E

二、多选题

1. 美国农业部门曾经提出，平衡的膳食结构由4类基本食物组成，它们分别是（　　　）。

   A．乳制品　　　　　　　　　　　B．肉类和植物蛋白质

   C．水　　　　　　　　　　　　　D．面包和谷物

   E．水果和蔬菜　　　　　　　　　F．油脂类产品

2. 均衡营养的原则有（　　　）。

   A．粗粮、细粮搭配　　　　　　　B．副食品种类多样，荤素搭配

   C．主副食搭配　　　　　　　　　D．干稀饮食搭配

   E．适应季节变化

3. 含有丰富蛋白质的食材有（　　　）。

   A．牛肉　　　　　B．水产类　　　　　C．大米

   D．鸭蛋　　　　　E．豆浆

4. 下面的烹饪方式不适合老年人的有（　　　）。

   A．蒸　　　　　B．煎　　　　　C．炒

   D．炖　　　　　E．炒　　　　　F．炸

5. （　　　）食物中的养料以维持生命活动的整个过程称为营养。

   A．摄取　　　　　B．分解　　　　　C．消化

   D．吸收　　　　　E．利用

三、简答题

1. 简述中国居民平衡膳食宝塔（2016）每层的食物建议用量。
2. 简述均衡营养包含的内容。
3. 简述老年人饮食和营养方面的主要问题。

项目一拓展练习答案

项目二

营养学基础知识

项目概况

　　人类的种族差异造成了体质特征的不同，人们虽然在饮食习惯及特点上千差万别，但对食物的营养都有共同的要求。食物的作用主要体现在 3 个方面：供给能量，维持体温，满足生理活动和从事劳动的需要；供给身体生长、发育及组织更新的需要；保护器官机能，调节代谢反应，使身体各部分分工合作正常运行。食物的营养作用是通过其所含有的营养成分来实现的，我们每天从食物中摄取六大营养素——蛋白质、脂类、糖类、维生素、无机盐和水，每一种营养素都有各自的作用，缺一不可。

　　通过学习本项目，学生能够了解六大营养素的基本特征和功能。

【学习目标】

『知识目标』

1. 认识六大营养素的组成和分类。
2. 了解六大营养素的生理功能。
3. 掌握六大营养素在烹饪中的变化与保护。

『技能目标』

1. 能够运用所学知识分析日常饮食中食物所含的营养素种类。
2. 能够学会合理保护菜肴中的营养素。
3. 能够运用所学知识为老年人的日常饮食提供合理的食物选择建议。

『职业素养目标』

1. 培养与老年人沟通交流的能力。
2. 培育科学养老职业道德观念和工作使命感。

任务一　认知六大营养素

任务目标

『知识目标』

1. 认识六大营养素的基本概念。
2. 了解六大营养素的组成。
3. 掌握六大营养素的分类。

『技能目标』

1. 能够正确区分六大营养素。
2. 能够熟练说出六大营养素的组成和分类。
3. 能够根据食材判断其所含的主要营养素。

『职业素养目标』

培养营养搭配意识。

情境导入

李大爷一向清瘦，年纪大了以后，一日三餐除了进食少量的米饭以外，就吃一些素菜，时间长了，李大爷更是连肉味都不能闻，身体也越来越差。不久前，一场突如其来的疾病让李大爷住进了医院，儿女天天变着花样给他增加营养，他逐渐地接受了肉食。出院后，李大爷将饮食习惯改成了荤素搭配，身体渐渐硬朗了起来。这是为什么呢？

任务描述

根据本任务的学习，了解六大营养素的组成与分类，以小组为单位统计每位小组成员一日三餐摄入的食物种类，并根据所学知识说出食物所含的主要营养素。

相关知识

一、蛋白质

蛋白质是由氨基酸组成的高分子含氮有机化合物，其基本组成元素是碳、氢、氧和氮，有的还含有硫、磷、铁、铜、锌和碘等元素。蛋白质是一切生命的物质基础，没有蛋白质就没有生命；蛋白质是构成人体的基本物质；是细胞生长及修补组织的主要原料，占人体细胞干重的50%以上；蛋白质也能提供能量。

（一）蛋白质的组成

1. 组成元素

蛋白质是一种化学结构非常复杂的有机化合物，它主要是由碳、氢、氧、氮等元素构成的，其中，氮元素是蛋白质的特征元素，这些元素按照一定的结构构成各种不同的蛋白质。

2. 氨基酸

组成人体蛋白质的种类很多，它们的性质、功能也各不相同，但都是由 20 多种氨基酸按不同比例组合而成，并在体内不断进行代谢与更新，所以氨基酸是构成蛋白质的最基本单位。人体对食物中蛋白质的需求实际上就是对氨基酸的需求。在人体内有一部分氨基酸不能合成或合成速度极慢，不能满足机体需要，而必须由食物蛋白质供给，这部分氨基酸被称为"必需氨基酸"。

对于成年人来说，必需氨基酸有赖氨酸、缬氨酸、苏氨酸、亮氨酸、异亮氨酸、甲硫氨酸、苯丙氨酸、色氨酸。对于儿童来说除以上 8 种氨基酸外，还包括组氨酸。当食物中任何一种必需氨基酸供给不足时，即可造成体内氨基酸的不平衡，使其他氨基酸不能被利用，机体生理机能失常，发生疾病。在人体内还有一部分氨基酸也是人体需要的，但能够在体内合成，不一定通过食物供给，称为"非必需氨基酸"。非必需氨基酸有甘氨酸、丙氨酸、丝氨酸、天冬氨酸、谷氨酸等。必需氨基酸和非必需氨基酸都是人体需要的氨基酸。

（二）蛋白质的分类

在营养学上，根据食物蛋白质所含氨基酸的种类和数量的不同，可将蛋白质分为三大类，见图 2.1。

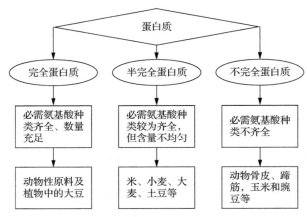

图 2.1 蛋白质种类

二、脂类

脂类主要由碳、氢、氧 3 种元素组成，有的含有少量的磷、氮等元素。脂类可分为中性脂肪和类脂两大类。中性脂肪包括脂和油，一般来说，脂在常温下呈固态，油在常温下呈液态，日常食用的动植物油脂均属此类。类脂是一种在某些理化性质上与中性脂肪相似的物质，主要包括磷脂、糖脂和固醇等。脂类所含碳、氢比例比糖类要高，而氧的比例小，因此脂类比糖类的热量要高。

（一）胆固醇与磷脂

人体内胆固醇的来源：一为肝脏合成，即内源性。摄入胆固醇后，肝内含量升高，可反馈抑制关键性酶，使肝内合成减少，但不能降低肝外组织的合成，故仍可升高血浆胆固醇水平。二为外源性，即来源于动物性食物，如蛋黄、脑、内脏等。植物性食物中的植物固醇如豆固醇、谷固醇等不易被肠道吸收，并可抑制肠道对胆固醇的吸收。

（二）脂肪酸

1. 分类

脂肪水解后生成甘油和脂肪酸，脂肪酸是组成脂的主要成分。脂肪酸的种类很多，可分为饱和脂肪酸和不饱和脂肪酸，不饱和脂肪酸又可分为单不饱和脂肪酸、多不饱和脂肪酸两类。饱和脂肪酸是指分子结构中仅有单键的脂肪酸（如奶油）。单不饱和脂肪酸是指分子结构中仅有一个双键的脂肪酸（如动物油）；而多不饱和脂肪酸则是分子结构中有两个或两个以上双键的脂肪酸，双键越多，不饱和程度越高，营养价值也越高（如一般植物油中的亚油酸）。动物的脂肪中，不饱和脂肪酸很少，植物油中则比较多。膳食中饱和脂肪太多会引起动脉粥样硬化，因为脂肪和胆固醇均会在血管内壁上沉积而形成斑块，这样就会妨碍血流，产生高血压。

2. 必需脂肪酸

对于饱和脂肪酸和单不饱和脂肪酸，人和动物一样，可以利用自身吸收的糖和蛋白质来制造，但人体不能制造亚油酸和亚麻酸。这两种脂肪酸必须从食物中摄取，而且只要有了这两种脂肪酸，人体就可以合成其他多种不饱和脂肪酸。人体生理活动必不可少，但人体内不能合成或合成不足，而必须由食物供给的多不饱和脂肪酸，称为必需脂肪酸。必需脂肪酸在体内有多种生理功能，缺乏会产生一系列症状，如生长迟缓、皮炎等。另外，必需脂肪酸对预防心血管疾病（主要是冠心病）有益。

对我国绝大部分居民而言，从日常饮食中摄取的脂肪酸主要是饱和脂肪酸、单不饱和脂肪酸和以亚油酸为主的多不饱和脂肪酸。普通食物中都含有亚油酸，一般不需要补充。

鱼油（图 2.2）的主要成分是 EPA 和 DHA，属于多不饱和脂肪酸。天然的 EPA 主要存在于浮游生物及藻类植物中，鱼类等海洋动物采食后，在其体内进一步转化变成 DHA。EPA 和 DHA 主要储存在鱼类脂肪组织中且含量最多，所以人们称之为鱼油。鱼油的主要功能之一，是参与脑神经细胞生物膜的构成，增强中枢功能，有促智作用，所以又被人们称为"脑黄金"。营养学家提出，必需脂肪酸热量应占膳食总热量的 1%～3%。必需脂肪酸主要来自植物油。

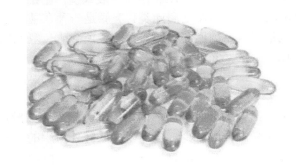

图 2.2　鱼油

三、糖类

糖类是人体所必需的营养成分之一，是自然界中分布最广、含量最丰富的有机物。人类食物中的糖主要靠植物性食物供给。绿色植物利用水、二氧化碳和光能通过光合作用合成糖。

（一）糖类的组成

糖类由碳、氢、氧 3 种元素构成，其分子式通常以 $C_n(H_2O)_m$ 表示。由于大部分糖的分子式中氢与氧原子数之比是 2∶1，刚好与水分子中氢与氧原子数之比相同，故有"碳水化合物"之称。

（二）糖类的分类

糖类是根据分子组成的大小和其水解情况分类的：凡是不能水解成更小分子的糖类称为单糖；凡能水解成两个单糖分子的糖类称为双糖；凡能水解为多个单糖分子的糖称为多糖。

1．单糖

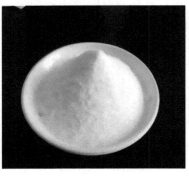

图 2.3　单糖

单糖（图 2.3）为结晶体，有甜味，它是糖类的基本单位，不能再水解成更小的糖分子，可直接被人体吸收。其中葡萄糖、果糖、半乳糖属于单糖，对人体有重要生理意义。

1）葡萄糖。葡萄糖最初是从葡萄汁中分离得到的，故由此得名。它以游离的形式存在于动植物的浆液中，尤其是蜂蜜、血浆、淋巴液中。葡萄糖是生命不可缺少的物质，它在人体内氧化成二氧化碳和水，是能量的来源。人体血糖中的主要成分就是葡萄糖，血糖降低时，人会昏迷、休克甚至死亡。

2）果糖。果糖大量存在于水果的浆汁和蜂蜜中，是所有糖中最甜的一种，比蔗糖约甜 1 倍。果糖可用作食物、营养剂和防腐剂等。

3）半乳糖。半乳糖是双糖类的乳糖经消化后，一半转变为半乳糖一半转变为葡萄糖得来的，故它在自然界中不能单独存在。

2. 双糖

双糖（图 2.4）是由两分子单糖脱去一分子水缩合而成的化合物。在营养学上，对人体有重要意义的双糖有蔗糖、麦芽糖和乳糖 3 种。

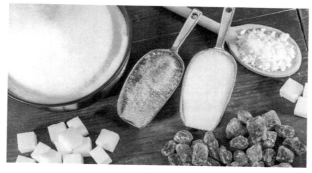

图 2.4　双糖

1）蔗糖。蔗糖广泛存在于植物中，尤以甘蔗和甜菜中含量最多，甘蔗中蔗糖含量约达 20%。常见的蔗糖主要包括红糖、白砂糖、绵白糖、冰糖、方糖等。蔗糖极易溶于水，熔点为 160～180℃，加热至 220℃便成为棕褐色的焦糖，制作菜点时经常利用蔗糖焦糖化作用上色。蔗糖以甜美的口味和独特的功能，在食品中发挥了重要的作用，如制作拔丝菜品。

2）麦芽糖。麦芽糖大量存在于发芽的谷粒，特别是麦芽中，故得此名称。麦芽糖是由两分子葡萄糖缩合失水而成的。淀粉在淀粉酶的作用下水解即得麦芽糖。麦芽糖是饴糖的主要成分，饴糖是烹饪中的常用原料，可用于制作烤鸭、烧饼等食品。

3）乳糖。乳糖是哺乳动物乳汁中主要的糖。牛奶含乳糖 4%，人乳含乳糖 5%～7%。它是由一分子葡萄糖和一分子半乳糖缩合失水而成的。乳糖不易溶解，味道不甜，能在酸或酶的作用下水解生成葡萄糖和半乳糖。

3. 多糖

多糖普遍存在于动植物食品中，是动植物的储存物质，无甜味。在营养学上重要的多糖有淀粉、糖原、膳食纤维等。

（1）淀粉

淀粉是一种最重要的多糖，也是人类膳食中热能的主要来源，广泛存在于植物块根、块茎和种子中。淀粉是由许多葡萄糖分子脱水缩聚而成的高分子化合物。由于其碳原子连接方式不同，淀粉可分为直链淀粉和支链淀粉。直链淀粉能溶于热水；而支链淀粉只能在热水中膨胀，而不溶于热水，支链淀粉在链状结构上还有分支。淀粉不溶于冷水，但和水共同加热至沸，就会形成糊状（这种性质叫作淀粉糊化），具胶黏性，这种胶黏性遇冷产生胶凝作用。例如，粉丝（图 2.5）、粉皮就是利用淀粉这一性质制成的。淀粉在烹饪调味中占有重要位置，调汁、勾芡都离不开淀粉。淀粉在烹调的其他技法上，如挂糊、上浆、拍粉方面也起着重要作用。利用淀粉作为配料或主料的食品有粉肠、灌肚、凉粉、火腿等。

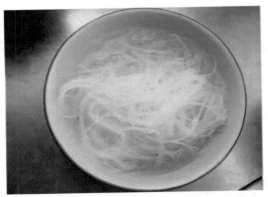

图2.5 粉丝

（2）糖原

糖原在动物体内，好像淀粉在植物中那样，起着一种储存物质的作用，称作动物淀粉。它主要存在于人和动物肝脏及肌肉中，故又叫肝糖原和肌糖原，它是动物储备能量的来源之一，人体中约含400g糖原。当人体内缺乏葡萄糖时，糖原即分解为葡萄糖进入血液以供消耗；当人体内葡萄糖增多时，多余的葡萄糖又会变成糖原储存在肝脏和肌肉中。在酶或稀酸作用下，糖原即水解为麦芽糖乃至葡萄糖。

（3）膳食纤维

膳食纤维是指食物中不被人体利用的多糖类物质。这类多糖不能被人体胃肠道中的消化酶消化，也不能被人体所吸收利用，主要来自植物性食物，多数是植物的支撑物和细胞壁。膳食纤维有别于粗纤维。粗纤维是食物经酸和碱加热处理后的剩余残渣，不能代表人体内不可利用的膳食纤维。粗纤维的检测结果低估了食物中纤维的真实含量，故在营养学上废弃了"粗纤维"的名词及应用。膳食纤维根据其水溶性的不同，分为可溶性纤维和不溶性纤维。

1）可溶性纤维。可溶性纤维指既能溶于水又可吸水膨胀，并能被大肠中微生物酵解的一类纤维，主要有果胶、树胶、黏胶等。

① 果胶是被甲酯化到一定程度的半乳糖醛酸多聚体，通常存在于水果和蔬菜中，尤其是在柑橘类水果和苹果中含量较多。果胶分解后产生甲醇和甲胶酸，这是过熟或腐烂的水果及各类果酒中甲醇含量较多的原因。在食品加工中，果胶常用作增稠剂制作果冻、沙拉调料、冰激凌和果酱等。

② 树胶和黏胶是由不同的单糖及其衍生物组成的，如阿拉伯胶、瓜拉胶，在食品加工中用作稳定剂。

2）不溶性纤维。不溶性纤维主要包括纤维素和半纤维素。

① 纤维素是植物支架和细胞壁的主要成分，其化学结构与直链淀粉相似，但葡萄糖分子间的连接不同。纤维素不能被人体胃肠道酶所消化，但具有亲水性，在肠道内起吸收水分的作用。

② 半纤维素是谷类纤维的主要成分，是由不同支链的多糖组成的。根据主链和支链上所含单糖的不同，可分为戊聚糖、木聚糖、阿拉伯糖和半乳聚糖等。在肠道内半纤维素比纤维素易于被细菌分解，具有结合离子和降低胆固醇的作用。

③ 木质素不是多糖类物质，是植物木质化过程中形成的非碳水化合物，存在于植物的细胞壁中。人和动物均不能消化木质素。食物中木质素含量很少，主要存在于蔬菜的木质化部分和种子中。因木质素难以与纤维素分离，故在膳食纤维的定义中将其包括在内。

4. 寡糖

寡糖是由 3～10 个单糖组成的一类小分子多糖。比较常见的是由葡萄糖、果糖和半乳糖构成的三糖棉子糖和在前者的基础上加上一个半乳糖的四糖水苏糖。这两种糖虽然不能被人体的消化酶分解，却可在大肠中被肠道细菌分解，故有利于肠道正常菌群的维持，对人体健康有利。

四、维生素

维生素俗称维他命，是维持人体正常生命活动、促进人体生长发育和调节人体生理功能所必需的一类低分子有机化合物的总称。与其他营养素不同的是，维生素既不能供热也不构成机体组织，但却在体内调节物质代谢和能量代谢中起着十分重要的作用。不少维生素具有几种结构相近、生物活性相同的化合物，如维生素 A_1 和维生素 A_2、维生素 D_2 和维生素 D_3。维生素主要以辅酶的形式来调节各种生理功能，有的在体内可转变成激素。

维生素存在于天然食物中，大多不能在体内合成，或合成量甚微，在体内的储存量也很少，但却是维持人体正常生理机能绝对不可缺少的，因此，必须经常从食物中摄取。人体对维生素的需要量甚少，一般以毫克甚至微克计，各种食物中所含维生素的种类和含量差异也较大，并且有些维生素在食品烹调加工、储存过程中极易受到破坏。

维生素种类较多，化学性质不同，生理功能各异，人体所必需的维生素有 10 多种，一般按其溶解性质可分为脂溶性维生素和水溶性维生素两大类（图 2.6）。

脂溶性维生素包括维生素 A、维生素 D、维生素 E、维生素 K；水溶性维生素包括维生素 B_1、维生素 B_2、烟酸、维生素 B_6、维生素 B_{12}、维生素 C、生物素、泛酸及叶酸等。脂溶性维生素摄入不足，就会影响人体正常代谢和生理功能，严重者会发生维生素缺乏症。因此，合理地选择食物，正确地加工和烹调，对保证人体获得足够的脂溶性维生素是非常重要的。

水溶性维生素有维生素 B 族（维生素 B_1、维生素 B_2、维生素 B_6、维生素 B_{12}、烟酸、叶酸、生物素等）和维生素 C，人体内仅有少量储存，需每天通过食物补充，摄入不足易引起缺乏症。

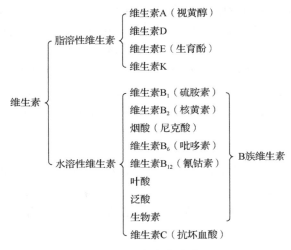

图 2.6　维生素种类

五、无机盐

人体内含有的各种元素，除了碳、氢、氧、氮主要以有机化合物形式存在外，其余各种元素统称为无机盐。人体内无机盐的总量虽然仅占体重的 4%左右（碳、氢、氧、氮诸元素约占体重的 96%），需要量也不像蛋白质、脂类、糖类那样多，但其中的 20 余种已被证实为人类营养所必需。

存在于人体内的无机盐有 50 多种，其中有 20 多种元素为人体所必需且含量较多（含量在 0.01%以上），如钙、镁、钾、钠、磷、硫等为主要元素，也称常量元素，其他如铁、锌、铜、锰、碘、硒、氟等含量少（0.01%以下），甚至只有痕量，故称为微量元素。

六、水

水是人体最重要的组成成分和不可缺少的营养物质。人们常说"鱼儿离不开水"，其实人也是离不开水的。当饥饿或长期不能进食时，体内储存的糖类几乎耗尽，蛋白质也失去一半时，人体仍可勉强维持生命；但若体内的水分损失 20%，人体则无法生存。人体各部无一不含有水分。水在人体内的含量随年龄、性别而异，年幼者含水分高，随着年龄增长，水分含量相应减少。成年男子水分含量为体重的 55%～65%，女子为 45%～55%。这种性别之间的差异，与体内脂肪含量有关。

任务实施

根据任务描述并结合下列表格，填写各组讨论结果，检验知识点的掌握情况。

1）以小组为单位，整理三餐食用的食物并进行分类。

2）分析所摄入食物的营养素种类，讨论是否丰富且合理。

3）以个人为单位，对所分析的内容进行总结。

知识点	问题	记录
六大营养的概念	明确六大营养素的概念	
六大营养素的组成	分析摄入食物所含的主要营养素	
六大营养素的分类		
自我总结		

任务点评

通过本任务的学习，对自己的知识点掌握情况做出自评。

评价内容	知识点	掌握程度 （A. 良好；B. 一般；C. 不好）	重难点总结
六大营养素的概念	蛋白质的概念		
	脂类的概念		
	糖类的概念		
	维生素的概念		
	无机盐的概念		
	水的概念		
六大营养素的组成与分类	蛋白质的组成与分类		
	脂类的组成与分类		
	糖类的组成与分类		
	维生素的组成与分类		
	无机盐的组成与分类		
	水的组成与分类		

延展阅读

反式脂肪酸

自媒体电视说起有关"反式脂肪酸"这个话题之后，人们在购物的时候开始转向包装袋上标着"零反式脂肪酸"的食品。

1. 不是所有有油的东西里都有反式脂肪酸

反式脂肪酸的产生主要有 3 个来源：①由液态植物油固化形成氢化植物油；②高温加热过程中，光、热和催化剂作用使植物油脂肪异构化成反式脂肪酸；③在自然界中，产生于牛等反刍动物的胃内，如牛奶、牛肉等都含有微量反式脂肪酸。所以，未经加热的植物油中，是没有反式脂肪酸的。

2. 不含反式脂肪酸的油加热后也会产生反式脂肪酸

当高温或长时间烹饪时，越是富含单或多不饱和脂肪酸的油类（如豆油）越容易产生反式脂肪酸——因为不饱和脂肪酸很"活跃"，易被氧化。这些油适合凉拌、炖煮或者不冒油烟的快炒菜。在家里做饭时，油烧七分热就好，不要等到冒烟才烹调食物。煎炸食品时可考虑用猪油、棕榈油等饱和度更高的油脂。此外，油脂反复加热会产生更多的反式脂肪酸，所以炸过的油不能重复使用。

3. 饮食若恰当，便可做到完全不摄取反式脂肪酸

天然食物当中的反式脂肪酸微乎其微。乳制品和牛羊肉的反式脂肪酸只占其脂肪含量的百分之零点几，正常情况下达不到一天吃 2g 以上的水平。如果用油烹调的温度低、时间短，所产生的反式脂肪酸也微乎其微，基本可以忽略不计。一个人过健康的生活，用新鲜的油脂，很少高温煎炸，多吃凉拌炖煮菜，自己在家做新鲜的饭菜，不吃各种加工食品，就能做到远离反式脂肪酸。

（资料来源：佚名，2017. 反式脂肪：无处不在的健康杀手！甚至你每天做菜都有可能在制造它！[EB/OL].（2017-02-17）[2019-10-10].http://www.360doc.com/content/17/0217/23/5315_629848243.shtml.）

任务二　认知六大营养素的生理功能

任务目标

『知识目标』

1. 了解六大营养素的生理功能。
2. 掌握六大营养素的主要生理功能。

『技能目标』

1. 能够根据所学知识判断营养素对人体生理功能的影响。
2. 能够将六大营养素的生理功能应用于膳食搭配中。

『职业素养目标』

1. 培养营养搭配意识。
2. 培养耐心和团队合作意识。

情境导入

电影演员 D 为塑造电影角色，先增重再减肥，60 天内减重 20kg。在快速减肥的第 30 天，D 出现了免疫力下降、晕眩、疲惫、消化系统失调的问题；在快速减肥的第 45 天，D 因感冒、低血糖眩晕 6 次，脾气暴躁，甚至在三伏天穿起了长袖衣裤。为什么 D 会出现这样一系列的生理变化？

任务描述

1）根据本任务的学习，了解六大营养素的生理功能，明确各营养素对人体的作用。以小组为单位，调查统计身边老年人一日三餐摄入的食物种类。

2）对摄入的食物种类进行分析讨论，说出食物中所含的主要营养素并分析其对人体的生理作用，以个人为单位形成学习报告。

相关知识

一、蛋白质的生理功能

（一）构成人体成分

人体内蛋白质占体重的 16%～19%，是构成人体所有组织和细胞的主要成分。蛋白质是构成机体组织、器官的重要成分，人体各组织、器官都含蛋白质。例如，肌肉组织和心、肝、肾等器官均含有大量蛋白质；骨骼、牙齿，乃至指、趾也含有大量蛋白质；细胞中，除水分外，蛋白质约占细胞内固体成分的 80%。因此，构成机体组织、器官的成分是蛋白质最重要的生理功能。身体的生长发育可视为蛋白质不断积累的过程，这对生长发育期的儿童尤为重要。人体内各种组织细胞的蛋白质始终在不断更新，只有摄入足够的蛋白质才能维持组织的更新。身体受伤后也需要蛋白质作为修复材料。细胞的原生质是有蛋白质参与的胶体系统，如果缺乏蛋白质，就会影响组织细胞的正常生命活动，人体也就无法进行正常的发育。

（二）调节生理功能

调节人体生理功能的多种激素，也是由蛋白质或其衍生物构成的，如生长激素、胰岛素等。酶是由活细胞产生的具有特殊催化作用的一类蛋白质。人体新陈代谢的进行，是通过许多生化反应实现的，而这些反应都需要酶的催化，所以酶能调节新陈代谢。酶在正常体温的情况下，广泛参与人体的各种生理活动。

（三）供给能量

蛋白质在人体内的主要功能并不是供给热能，但是死亡的或损伤的组织细胞中的蛋白质将不断分解释放能量。此外，每天从食物中获取的蛋白质中有一些不符合机体需要，或者数量过多的，也将被氧化分解释放能量。如果其他生热营养素提供的热能不能满足机体需要，人体就会动用膳食中的大量蛋白质供给部分热量。由蛋白质提供的热能占身体总能量的 10%～15%。

（四）构成抗体和干扰素

血液中的抗体能够保护机体免受细菌和病毒的侵害，提高机体抵抗作用，抗体也是由蛋白质构成的。近年来被誉为抑制病毒的法宝和抗癌生力军的干扰素，也是一种糖和蛋白质的复合物。

（五）运输功能

人体内氧气和二氧化碳的运输是通过血液中的血红蛋白来完成的。许多重要物质的转运及遗传信息的传递也是通过蛋白质完成的。

（六）调节渗透压

正常人血浆和组织液之间不停地进行营养物质的交换，各自却能保持平衡稳定的重要原因，就是人体血浆中蛋白质的胶体渗透压在发生作用。如果血浆蛋白浓度过低，就会破坏体液平衡，造成人体浮肿，身体生理功能紊乱。

二、脂类的生理功能

（一）供给人体热量

脂肪是体内储存能量和供应能量的重要物质。每克脂肪在体内可产生 9.3kcal 的热能，比蛋白质和碳水化合物氧化释放的能量多。

（二）维持正常体温，保护机体

脂肪主要分布于皮下、腹腔、肌肉间隙和脏器周围。皮下脂肪不易导热，有助于维持体温的恒定，对各组织器官有缓冲机械冲击、固定位置的保护作用。皮下脂肪有保温作用。

（三）构成机体组织细胞

人体内脂类占体重的14%～19%，绝大多数的脂肪以甘油三酯形式储存于脂肪组织内。脂肪中的磷脂、固醇与蛋白质结合成脂蛋白，构成了细胞的各种膜，如细胞膜、核膜、线粒体膜、内质网等，也是构成脑组织和神经组织的主要成分。

（四）提供给人体必需脂肪酸

脂肪为人体提供必需脂肪酸，如亚油酸、亚麻酸，还能够提供其他具有特殊营养功能的多不饱和脂肪酸如 DHA、EPA，以满足人体正常生理需要。必需脂肪酸在人体内具有重要的生理功能，主要表现在：必需脂肪酸是组织细胞的组成成分，对线粒体和细胞膜的结构特别重要；在体内必需脂肪酸参与磷脂的合成，并以磷脂的形式出现在线粒体和细胞膜中；必需脂肪酸与脂质代谢有密切联系，对胆固醇的代谢很重要，胆固醇与必需脂肪酸结合后才能在体内进行正常代谢；动物的精子形成也与必需脂肪酸有关，膳食中长期缺乏必需脂肪酸，动物可出现不孕症；必需脂肪酸可以保护皮肤免受射线损伤；必需脂肪酸是人体前列腺素在体内合成的原料。脂肪能够促进脂溶性维生素的吸收，节约蛋白质的消耗，增加膳食的美味和增加饱腹感，脂肪还构成和参与人体的内分泌激素的合成。若缺乏必需脂肪酸，胆固醇就会在体内沉积，从而导致某些血脂疾病。

（五）促进脂溶性维生素的吸收

食物脂肪是脂溶性维生素（维生素 A、维生素 D、维生素 E、维生素 K）的载体，协助脂溶性维生素和胡萝卜素等的吸收。如果饮食中缺乏脂肪，这些营养素的吸收量就会减少。一些食用油脂富含脂溶性维生素。例如，鱼肝油富含维生素 A 和维生素 D；麦胚油富含维生素 E；许多种子富含维生素 K 等。

（六）增加饱腹感

脂肪在胃中滞留时间较长，约 3.5h。延迟胃的排空，有助于控制饥饿感发生。这是脂肪进入十二指肠后，刺激十二指肠产生肠抑胃素，使胃收缩受到抑制的缘故。在低热量饮食中，适当增加脂肪，能给人以饱腹感，这对减肥的人是一种乐于接受的方法。

（七）改善膳食的感官性状

食用油脂烹调食物可增进食物色、香、味，促进食欲，有利于营养素消化吸收。

三、糖类的生理功能

（一）构成机体组织的重要成分

糖在机体中参与许多生命活动过程。例如，糖蛋白是细胞膜的重要成分，黏蛋白参与结缔组织的构成，也是遗传物质 RNA（ribonucleic acid，核糖核酸）、DNA（deoxyribo nucleic acid，脱氧核糖核酸）的组成成分。

（二）供给热能

供给能量是糖的主要功能，糖类提供人体总热能的 60% 以上，在体内能消化吸收完全，是人体最主要和最经济的供能物质。例如，脑和神经组织、血细胞、皮肤、睾丸等组织都以葡萄糖为能源。成人平均每天每千克体重需糖 6g。虽然脂肪每单位产热量较糖多 1 倍，但膳食中糖的含量多于脂肪的含量。糖是产生热量的营养素，它使人体保持温暖。人们常说"吃饱了就暖和了"就是这个道理。

（三）对蛋白质有节约作用

糖类广泛分布于自然界，来源容易。用糖类供给热能，可节省蛋白质，而使蛋白质主要用于组织的建造和再生。当体内糖类供给充足时，蛋白质可执行其特有的生理功能而避免被作为能量消耗。当糖类缺乏时，就要动用体内蛋白质，甚至是器官（如肌肉、肝、肾、心脏）中的蛋白质，久之就会对人体及器官造成损害。节食减肥的危害性也与此有关。

（四）抗生酮作用

脂肪在体内代谢需要葡萄糖协同作用。当人体内糖不足或身体不能利用糖时（如糖尿病人），所需能量大部分要由脂肪供给。若糖类不足，脂肪酸不能彻底氧化而产生酮体，过多的酮体过分聚积使血液中酸度偏高、碱度偏低，从而引起酮血症。人体每天需 50～100g 碳水化合物才能防止酮血症的产生。所以糖有抗生酮作用。

（五）调节血糖

被机体吸收的单糖有的直接被组织利用，有的以糖原形式储存在肝脏与肌肉中。当饥饿时血糖降低，糖原分解为葡萄糖，来调节血糖在正常范围内。

（六）保肝解毒

当肝糖原储备较丰富时，人体对某些细菌的毒素的抵抗力就会相应增强。糖类可起到保护肝脏的作用，并提高肝脏的正常解毒功能。

（七）增强肠道功能，帮助合成维生素

糖类食物中不被机体消化吸收的纤维素不仅能促进肠道蠕动，防止便秘，又能给肠腔内的微生物提供能量，合成维生素 B 族。

（八）增进食欲

糖不但是食物，而且可作为调料，调节食物风味，增加食欲。

除此之外，多糖中的膳食纤维也有许多重要的生理功能。尽管膳食纤维种类较多、结构复杂，但多年来对膳食纤维的研究表明，膳食纤维因其重要的生理功能已受到人们的重视，其主要生理功能如下。

1）增强肠道功能。膳食纤维可促进肠蠕动，并具有很强的吸水性，可增加粪便体积，缩短大便在肠道的停留时间，增加排便量，对预防肠道疾病和肿瘤具有重要作用。此外，膳食纤维及发酵产物可促进肠道有益菌生长繁殖，维持肠道正常菌群平衡，有益于增强肠道功能。

2）降低血浆胆固醇。可溶性纤维可吸附胆酸，减少胆酸的重吸收，从而促进胆固醇转化为胆汁酸排出，降低血浆胆固醇，尤其是可降低低密度脂蛋白胆固醇，对防治心脑血管疾病和胆石症有良好作用。

3）降低餐后血糖。可溶性纤维可减少小肠对糖的吸收，降低餐后血糖升高的幅度，降低血清胰岛素水平或提高胰岛素的敏感性。这与可溶性膳食纤维的黏稠性、延缓胃的排空时间并减缓营养素在小肠中的吸收率有关。

4）控制体重。膳食纤维可以减缓食物由胃进入肠道的速度和吸水作用，产生饱腹感，可以减少能量的摄入，达到控制体重和减肥的目的。

5）吸附作用。膳食纤维能吸附某些食品添加剂、残留农药、洗涤剂等有害物质，减少对人体的伤害。膳食纤维摄入过多对人体健康有一定的副作用，如影响供能营养素，钙、镁、锌的吸收率，也会影响血清铁和叶酸的含量，还可引起胃肠胀气和大便次数增多等腹部不适症状。

四、维生素的生理功能

（一）常见的脂溶性维生素

1. 维生素 A

人体维生素 A 有两个来源：一个是动物性食品中的视黄醇；另一个是植物食品中的 β-胡萝卜素。β-胡萝卜素是维生素 A 的前体，吸收后在人体的肝脏内转变为维生素 A。

维生素 A 的生理功能如下。

1）维生素 A 是眼睛视网膜细胞内视紫红质的组成成分。当人体由亮处进入昏暗环境中时，依靠视紫红质对弱光的敏感性能看清在暗光处看不清的东西。如果维生素 A 缺乏，就会影响视紫红质的合成速度或停止合成，引起夜盲症，民间称"雀目"。

2）维持皮肤的黏膜等上皮组织的正常状态。维生素 A 缺乏时，上皮细胞退化，黏膜分泌较少，出现皮肤粗糙、脱屑、眼结膜干燥、发炎，从而导致各种眼疾。

3）促进生长和骨骼发育。生长与骨骼发育主要与维生素 A 有促进蛋白质合成和骨骼细胞的分化有关。

4）防癌。近年来研究证明，维生素 A 及其衍生物有抑癌和防癌作用，维生素 A 与胡萝卜素摄入量高者患肺癌等上皮癌症的危险性减少。维生素 A 可增强人体对疾病的抵抗力。

2. 维生素 D

维生素 D 是类固醇的衍生物，主要包括维生素 D_2（又称麦角钙化醇）和维生素 D_3（又称胆钙化醇）。植物中麦角固醇在日光或紫外线照射后可以转变成维生素 D_2，人体表皮下的 7-脱氢胆固醇在日光或紫外线照射下可以转变为维生素 D_3，所以，维生素 D 又被称为"阳光维生素"。所以儿童要经常晒太阳，这样可以预防佝偻病。

维生素 D 的生理功能如下。

1）促进小肠钙吸收。$1,25-(OH)_2D_3$ 在肠黏膜上皮可诱发特异性钙结合蛋白的合成，增加肠黏膜对钙的通透性，将钙主动转运透过黏膜细胞进入血循环。

2）促进肾小管对钙、磷的重吸收。$1,25-(OH)_2D_3$ 对肾脏有直接作用，能促进肾小管对钙、磷的重吸收，减少丢失。

3）对骨细胞呈现多种作用。当血钙浓度降低时，$1,25-(OH)_2D_3$ 能动员骨组织中的钙、磷释放进入血液，以维持正常的血钙浓度。

4）通过维生素 D 内分泌系统调节血钙平衡。目前已确认存在维生素 D 内分泌系统，其主要调节因子是 $1,25-(OH)_2D_3$ 甲状旁腺激素及血清钙和磷浓度。当血钙浓度降低时，甲状旁腺激素浓度升高，$1,25-(OH)_2D_3$ 增多，通过对小肠、肾、骨等器官的作用而升高血钙水平；当血钙浓度过高时，甲状旁腺激素浓度下降，降钙素分泌增加，尿中钙和磷排出量增加。

3. 维生素 E

早年的动物研究发现，母鼠缺乏维生素 E 不能生育，因而称它为"生育酚"。维生素 E 广泛存在于各种油料种子中；某些谷类、坚果类和绿叶蔬菜中也还有一定量的维生素 E；动物性食物，如鱼肝油、蛋黄、奶油中也含有维生素 E。食物在不适当的储存和烹调过程中，会损失一些维生素 E。我国规定对青少年及成年人每日维生素 E 供应量为10mg；对孕妇、哺乳期妇女和老年人应供给 12mg 维生素 E。

维生素 E 的主要生理功能如下。

1）抗氧化作用。维生素 E 是高效抗氧化剂，在体内保护细胞免受自由基损害，可以维持细胞膜的完整和正常功能。

2）能促进毛细血管增生，改善微循环，有利于防止动脉粥样硬化。

3）预防衰老。维生素 E 可以改善皮肤弹性，减少脂褐质形成，对预防衰老有着积极的意义。

4）与生育有关。维生素 E 与动物精子生成和繁殖能力有关，缺乏时可出现睾丸萎缩及上皮变性，孕育异常，但对人类未见引起不育症。临床上常用维生素 E 治疗先兆流产和习惯性流产。

此外，维生素 E 还有调节血黏度、保护红细胞完整性及抗癌等作用。

4. 维生素 K

维生素 K 最早从动物肝和麻子油中发现并提取。它在人体内具有促使血液凝固的功能，故又称凝血维生素。人体缺少它，凝血时间延长，严重者会流血不止，甚至死亡。但人的肠中有一种细菌会为人体源源不断地制造维生素 K，加上在猪肝、鸡蛋、蔬菜中含量较丰富，因此，一般人不会缺乏维生素 K。现阶段已能人工合成维生素 K，且化学家能巧妙地改变它的"性格"为水溶性，有利于人体吸收，人工合成维生素 K 已广泛地用于医疗方面。

（二）常见水溶性维生素

1. 维生素 B_1

维生素 B_1 是维生素 B 族最早被分离出来的一种维生素，又名硫胺素。维生素 B_1 在酸性环境下较稳定，遇碱和高温易被破坏。

维生素 B_1 的生理功能如下。

1）维生素 B_1 在小肠中被吸收，在肝中被磷酸化为维生素 B_1 焦磷酸酯（thiamine pyrophosphate，TPP）。维生素 B_1 是作为糖氧化过程中的一种辅酶起作用的，所以它的主要功能是维持糖的正常代谢。

2）如果膳食中维生素 B_1 摄入不足，糖代谢就会发生障碍。糖代谢障碍首先影响神经系统，因为神经系统所需要的能量主要来自糖。同时，糖的一些代谢不完全的产物在血液中蓄积还会导致酸碱平衡紊乱。

3）维生素 B_1 摄入不足时，轻者表现为肌肉乏力、精神淡漠和食欲减退，重者会发生典型脚气病。因为缺乏维生素 B_1 而发生全身神经系统代谢紊乱，常表现为下肢多发神经炎，出现下肢疼痛、麻木、水肿及肌肉麻痹，故早年称之为脚气病，并沿用至今。事实上，它的影响决不限于下肢，心血管系统和中枢神经系统的代谢也会引发系统紊乱，重者会出现心力衰竭和精神失常。

4）维生素 B_1 还可抑制胆碱酯酶的活性，维持乙酰胆碱对肠道神经末梢的作用，对于维持正常食欲、胃肠蠕动和消化分泌起着重要作用。

2. 维生素 B_2

维生素 B_2 的分子结构中含有核糖醇，且呈黄色，故又名核黄素。维生素 B_2 能耐热，在酸性溶液中较稳定，遇碱和光易被分解破坏，其破坏程度可随温度和 pH 升高而增加。一般烹饪加工损失率不高，多数能保存 70% 以上。

维生素 B_2 的生理功能如下。

1）参与体内生物氧化与能量生成。维生素 B_2 在体内以黄素腺嘌呤二核苷酸、黄素单核苷酸两种辅酶形式，与特定的蛋白质结合，形成黄素蛋白，通过三羧酸循环中的一些酶与呼吸链等参与体内氧化还原反应与能量生成，这些辅酶是生物氧化过程中不可缺少的重要物质。

2）参与色氨酸形成烟酸的过程。黄素腺嘌呤二核苷酸、黄素单核苷酸分别作为辅酶参与色氨酸转变为烟酸、维生素 B_2 转变为磷酸吡哆醛的过程。

3）具有抗氧化活性。黄素腺嘌呤二核苷酸作为谷胱甘肽还原酶的辅酶，参与体内的抗氧化防御系统，维持还原性谷胱甘肽的浓度。

3. 维生素C

维生素 C 在酸性溶液中较稳定，遇碱、光、热易分解破坏。在有二价铜离子和三价铁离子存在，以及在植物维生素 C 氧化酶、过氧化酶的作用下，易被氧化破坏。维生素 C 因早年被发现能预防和治疗坏血病，故被称为"抗坏血酸"。

维生素 C 的生理功能如下。

1）参与体内羟化反应。维生素 C 作为酶的辅因子和底物参与体内许多重要生物合成的羟化反应，包括胶原蛋白、肉毒碱、某些神经介质和肽激素的合成，以及酪氨酸的代谢，从而发挥重要的生理功能。

2）抗氧化作用。维生素 C 作为抗氧化剂有很强的还原性，可清除自由基，在保护 DNA、蛋白质和膜结构免遭损伤方面起着重要作用。

3）是胶原蛋白合成必不可少的辅助物质。胶原蛋白是一种蛋白质，它能把细胞连接在一起，缺乏胶原蛋白会使体内各组织变得松散脆弱，伤口不易愈合，血管壁脆弱易于出血，由此出现坏血病。

4）有助于铁和钙的吸收，并且有增强机体免疫能力的作用。

5）降低胆固醇。维生素 C 可促进肝内胆固醇转变为能溶于水的胆酸盐而增加排出量，降低血胆固醇含量。

6）防癌作用。维生素 C 能防止联苯胺、萘胺的致癌作用；可以阻断亚硝胺的形成，具有抗癌防癌作用。

五、无机盐的生理功能

（一）钙的生理功能

1）钙是构成骨骼和牙齿的主要成分。一般成年人体内含钙总量约为 1200g，其中 99%集中在骨骼和牙齿中，此外 1%的钙存于软组织、细胞外液和血液中。

2）维持神经肌肉的正常兴奋和心跳规律。这是钙的另一重要作用。如果血钙增高，可抑制神经肌肉的兴奋；如果血钙降低，则引起神经肌肉兴奋性增强，而导致手足抽搐。

3）钙对体内多种酶有激活作用。

4）钙还参与血凝过程和一些毒物（如铅）的吸收。

（二）铁的生理功能

铁是构成细胞的原料，参与血红蛋白、肌红蛋白、细胞色素及某些酶的合成。人体内血液中的红细胞含有血红蛋白，铁也是主要成分之一。铁也是细胞色素氧化酶等呼吸酶的成分，参与氧的转运、交换和组织呼吸过程。铁还能催化促进β-胡萝卜素转化为维生素 A；在嘌呤与胶原的合成、抗体的产生、脂类从血液中转运及药物在肝脏解毒方面都有重要的作用。足够的铁对维持人体的免疫系统的正常功能是必需的。

缺铁时可引起缺铁性贫血，特别是婴幼儿、青少年、孕妇、乳母及老年人更易发生，主要表现为面色苍白、全身无力、易疲劳、头晕、气促、心跳过速等。除此之外，缺铁还可导致工作效率降低、学习能力下降、表情冷漠呆板、易烦躁、抵抗力下降等。

（三）锌的生理功能

锌分布于人体所有组织、器官、体液及分泌物中，人体含锌 2～2.5g，约 60%的锌存在于肌肉中，30%的锌存在于骨骼中。锌在人体内的含量及每天所需摄入量都很少，但对机体的性发育、性功能、生殖细胞的生成能起到举足轻重的作用。

锌是一种多功能元素，其生理功能如下。

1）是构成机体多种酶的成分。已知体内有 200 多种酶含锌，锌是 RNA、DNA 聚合酶呈现活性所必需的，参与蛋白质和核酸的代谢。

2）促进生长发育。锌缺乏可以引起蛋白质合成障碍，细胞分裂减少，生长发育停止。锌对胎儿的生长发育非常重要，还能促进儿童性器官和性功能的正常发育。

3）促进食欲。锌通过参加构成含锌蛋白——唾液蛋白，对味觉及食欲起促进作用。

4）促进免疫功能。锌能直接影响胸腺细胞的增殖，使胸腺激素分泌正常，利于维持正常免疫功能。缺锌可引起胸腺萎缩、胸腺激素减少、T 细胞功能受损及细胞介导的免疫功能下降。

5）保护正常视力。锌参与维生素 A 和视黄醇结合蛋白的合成，维持正常的暗适应能力，并有保护皮肤健康的作用。

（四）钾的生理功能

正常人体内约含钾 175g，其中 98%的钾储存于细胞液内，是细胞内最主要的阳离子。食物中含有丰富的钾，人体对食物中摄入的钾的吸收利用率可达 90%以上，因此，不易产生钾缺乏症。肾脏是维持人体内钾平衡的重要器官。

钾的大部分生理功能是在与钠协同作用中发挥的，因此，维持体内钾、钠离子的平衡，对生命活动有重要意义。

钾的生理功能如下。

1）调节细胞内适宜的渗透压。

2）调节体液的酸碱平衡。

3）参与细胞内糖和蛋白质的代谢。

4）维持正常的神经兴奋性和心肌运动。

5）在摄入高钠而导致高血压时，钾具有降血压作用。

六、水的生理功能

1. 构成人体组织

成年人体重的 1/3 是由水组成的。血液、淋巴液、脑脊液含水量达 90% 以上；肌肉、神经系统、内脏、细胞、结缔组织等含水 60%～80%；脂肪组织和骨骼含水在 30% 以下。

2. 参与物质代谢

水是良好的溶剂，许多营养物质必须溶解于水才能发生化学反应；水的解电常数高，可促进电解质的电离，电离后生成的离子也才容易引发化学反应；水在体内还直接参加氧化还原反应，如水解等，促进体内各种生理活动和生化反应。没有水，一切代谢活动就无法进行。

3. 运输物质

水有较大的流动性，在消化、吸收、循环和排泄过程中协助营养素和代谢废物的运输。

4. 调节体温

由于水的比热容大，只需蒸发少量的水就能散发较多的热。这一性质有利于人体在炎热季节或环境温度高时通过蒸发散热来维持体温的正常。由于水的比热大，血液在流经体表部位时，不会因环境温度的差异导致血液温度发生大的改变，有利于保持体温的恒定。

5. 润滑滋润功能

体内关节、韧带、肌肉、膜等处的活动，都由水作为润滑剂，减少体内脏器的摩擦，防止损伤，并可使器官运动灵活。例如，唾液有助于吞咽食物；泪液防止眼球干燥；关节液可减少运动时关节之间的摩擦。

运动前 1h 要先喝充足的水，是因为在缺水的情况下做运动很容易造成组织器官的磨损。

同时水还有滋润功能，使身体细胞经常处于湿润状态，保持肌肤丰满柔软。定时定量补水，会让皮肤特别水润、饱满、有弹性。可以说，水是美肤的佳品。

6. 稀释和排毒功能

水不仅有很强的溶解能力，而且有重要的稀释功能，肾脏排泄水的同时可将体内代谢废物、毒物及食入的多余药物等一并排出，减少肠道对毒素的吸收，防止有害物质在体内慢性蓄积而引发中毒。因此，服药时应喝足够的水，以利于有效地消除药品带来的副作用。

水还有辅助治疗常见病的效果。比如，清晨喝一杯凉开水可减少色斑；餐后半小时喝少量水，可以减肥；热水的按摩作用是强效的安神剂，可以缓解失眠；大口大口地喝水可以缓解便秘；睡前喝一些水对心脏有好处。

任务实施

根据任务描述并结合下列表格，填写各组讨论结果，检验知识点的掌握情况。

1）以小组为单位，整理身边老年人一日三餐摄入的食物。

2）分析所摄入食物的营养素种类，同时思考摄入的食物对人体的生理作用，讨论是否丰富且合理。

3）以个人为单位，对所分析的内容进行总结。

知识点	问题	记录
六大营养素的生理功能	以小组为单位，整理身边老年人一日三餐摄入的食物，分析其种类并思考这些食物对应的生理功能	
自我总结		

任务点评

通过本任务的学习，对自己的知识点掌握情况做出自评。

评价内容	知识点	掌握程度 （A. 良好；B. 一般；C. 不好）	重难点总结
六大营养素的生理功能	蛋白质的生理功能		
	脂类的生理功能		
	糖类的生理功能		
	维生素的生理功能		
	无机盐的生理功能		
	水的生理功能		

延展阅读

正常人是否需要补充维生素类药物

维生素与人体健康有着密切的联系，人体倘若缺乏某种维生素，便会导致相应的疾病。因此，人们对它倍加关心，与此同时，对于如何合理使用维生素，人们又产生了许多疑虑。那么，正常人需要补充维生素类药物吗？这取决于每个人的年龄和日常生活习惯，婴幼儿适当补充维生素有利于生长发育，尤其是两岁以内的婴幼儿，补充维生素 A 和维生素 D 可预防佝偻病；老年人机体的吸收功能已有所减弱，因此适当补充维生素对健康也是有益的。

此外，有关专家分析认为，维生素 A、维生素 C、维生素 D、维生素 E 均能有效地防止老年性白内障，因此，对老年人来说，适当补充维生素还可预防白内障；对于中青年人来说，只要能保持正常饮食，就不必再服用维生素类药物了。但一些酒量大、烟瘾重的人，服用一定量的维生素还是有益的。因为酒精在人体内可影响维生素 B_1、维生

素 B_6 和铁、锌等无机盐的吸收，而吸烟会减少维生素 C 在体内的含量。

维生素类药物的副作用比其他药物相对要小得多，但长期服用或用量过大，使药物在体内蓄积也会引起中毒症状。例如，维生素 A 过量可出现头痛、恶心、呕吐、脱皮等症状；维生素 B_1 过量能导致神经过敏、抽搐、乏力、头痛、心律失常等；维生素 B_2 过量可发生少尿等肾功能障碍；维生素 B_6 过量能引起抽搐；维生素 B_{12} 过量可发生神经兴奋、心前区疼痛和心悸等，故心绞痛患者不宜多用；维生素 C 过量可出现恶心、呕吐、腹痛、腹泻等症状，此外还容易形成泌尿系统结石；维生素 D 过量可出现不思饮食、消瘦、乏力、多尿等现象；维生素 E 过量可导致头痛、视力模糊、口腔炎等。

（资料来源：佚名，2019. 维生素药物应否常吃？[EB/OL].（2019-02-18）
[2019-10-10].https://iask.sina.com.cn/b/1SX2dsxG8WEV.html.）

任务三 认知烹饪过程中六大营养素的变化与保护

任务目标

『知识目标』

1. 认识焯水、穿衣等烹调方法。
2. 了解各个烹饪过程中营养素的变化。
3. 掌握烹饪过程中的保护方法。

『技能目标』

1. 能够合理搭配原料。
2. 能够正确理解烹饪过程中营养素变化的原因。
3. 能够合理使用烹饪技巧和方法防止营养素的流失。

『职业素养目标』

1. 培养营养搭配意识。
2. 培养耐心和认真的态度。

情境导入

小全的妈妈中午准备制作一道青椒炒肉丝，切好的青椒不慎弄到了地上一些，她将切好的青椒全部用水清洗了一遍，清洗过后进行炒制。炒制过程中，小全妈妈进行了勾芡，在出锅前她在青椒中加了一点儿醋。试从营养素变化与保护的角度来评析小全妈妈的做法。

任务描述

1）根据本任务的学习，了解烹饪过程中的操作对营养素的影响，掌握营养素的保护措施。

2）以个人为单位，选取实训课上学习过的某一道菜，列出其烹饪步骤，分析烹饪过程中的哪些操作会对营养素产生影响。

相关知识

一、焯水过程中营养素的变化与保护

为了除去烹饪原料的异味及缩短烹调时间，减少农药和虫卵的污染，去除蔬菜中草酸和亚硝酸盐，增加食物的色、香、味、形或调整各种原料的烹调成熟时间，许多原料要经过焯水处理后再进行正式烹调。

（一）沸水锅焯水

沸水锅焯水（图 2.7）是指火大水沸，加热时间短，原料入锅后短时间出锅，这种方法不仅能防止原料颜色的改变，还可减少营养素的损失。如蔬菜中含有部分氧化酶易使维生素 C 氧化破坏，而酶一般在 $60 \sim 80 ℃$ 时活性较强，温度达到 $90℃$ 以上则酶活性

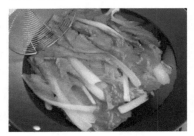

图 2.7 沸水锅焯水

减弱或失活，从而起到避免被氧化破坏的作用。蔬菜经沸水烫后，也能除去较多的草酸（如菠菜、苦瓜、茭白及野生蔬菜等），有利于钙、铁和其他无机盐在人体内的吸收。不太新鲜的蔬菜，通过焯水还可以去掉部分的亚硝酸盐，降低消化道癌症的发病率。通常叶菜类蔬菜容易存在农药残留问题，通过焯水可去除部分农药残留，如小白菜、鸡毛菜等。还有一些蔬菜（如木薯、芸豆、新鲜黄花菜等）因含有天然有毒成分，通过焯水可破坏其有毒成分，建议焯水后食用。部分蔬菜可通过沸水锅焯水后凉拌食用，起到软化组织和杀菌消毒的作用。

对氧敏感的维生素（如视黄醇、抗坏血酸和叶酸等）在有氧加热时损失较大，在敞开锅中加热损失更大，这就需要严格控制加热时间。新鲜绿叶蔬菜和茄果类等蔬菜含大量水分，加热可使蔬菜细胞组织破裂，水分流出和蒸发，导致无机盐和维生素的损失。

焯水时在锅内加入 1% 的食盐，可减慢蔬菜内可溶性营养成分扩散到水中的速度，但过多加入食盐会改变原料渗透压，加速原料水分的渗出，导致蔬菜体积缩小、质地软塌。焯水后的蔬菜温度比较高，出锅后与氧气接触容易产生热氧作用，使营养素受到破坏。所以，焯水后的蔬菜应及时冷却降温，常用的方法是用多量冷水或冷风进行散热降温。冷水降温时由于蔬菜置于水中，易使可溶性营养成分流失于水中，冷风降温则不会对维生素和无机盐产生大的影响。焯水后的原料，尽量不要挤去汁水，否则会使大量水溶性营养素和无机盐随水流失。如沸水锅焯水后的白菜挤去汁水，水溶性维生素损失率达 77%。

（二）冷水锅焯水

冷水锅焯水（图 2.8）是指原料冷水下锅，可以起到去除血污及异味的作用，但因加热时间较长，会加剧维生素 C、维生素 B_2、钾、镁等营养素的损失。如土豆放入热水中煮熟，维生素 C 的保存率为 90%，若放在冷水中煮熟则维生素 C

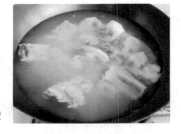

图 2.8 冷水锅焯水

的保存率仅为 60%。捞饭（把米放在水中加热到七成熟后捞出蒸熟，大多将米汤弃而不用）是一种很不科学的方法。因为米汤中含有一定量的维生素、无机盐、蛋白质和碳水化合物，弃去米汤后，捞饭可损失 67% 的维生素 B_1、50% 的维生素 B_2、76% 的烟酸，所以若食用捞饭，米汤应保留，进行合理利用。

为了减少营养损失，在焯水时应做到以下几点：可焯水可不焯水的原料尽量不要焯水，防止营养素不必要的流失；必须焯水的原料尽量缩短焯水时间，最大限度地减少营养素流失；焯水之前尽量保持原料完整形态，以减小其受热和触水面积；不能为"护绿"而加碱，导致营养素的破坏；在原料较多的情况下，应分批投料，以保证原料处于较高水温中；焯水中加入 1% 的食盐，减缓可溶性营养成分扩散到水中的速度；焯水后应立即进行正式烹调，防止氧化反应。总的来说，原料焯水要因料制宜，原料浸漂要主辅协调。

二、穿衣过程中营养素的变化与保护

原料调制要"穿衣"，所谓穿衣，是指"上浆、挂糊、勾芡"。通过穿衣，可保护营养，同时增加营养，因为穿衣所需原料一般包含鸡蛋、淀粉等，鸡蛋、淀粉本身就有营养价值。

上浆、挂糊（图 2.9）是将经过刀工处理的原料表面裹上一层黏性的浆糊（蛋清、淀粉），经过加热，淀粉膨胀糊化，蛋清中的蛋白质变性凝固，蛋清与淀粉黏合在一起形成薄壳包，因而形成一层有一定强度的保护膜裹住食品。可以保护原料中的水分和营养物质不外溢，同时避免原料直接和高温油接触，油也不易浸入原料内部。因为是间接传热，原料中的蛋白质不会过度变性，维生素又可少受高温分解破坏，无机盐和风味物质不易流失，还可减少营养素与空气接触而被氧化，原料本身也不易因断裂、卷缩、干瘪而变形。这样烹制出来的菜肴不仅色泽好、味道鲜嫩，营养素保存得多，而且易被消化吸收。蛋白质在受热时，有一部分发生分解变化，产生香味，淀粉在受热时也发生变化。其中一部分半焦化，出现黄色，所以经过挂糊、上浆的食品，就会颜色悦目，外皮脆香，内里嫩美多汁。

勾芡（图 2.10）就是在菜肴即将出锅时，将已经提前调好的水淀粉淋入锅中，使菜肴中的汤汁达到一定的稠度，增加汤汁对原料的附着力。勾芡后汤汁变稠并包在菜肴原料的表面，可使分散到汤中的营养素与菜肴融合，避免因"吃菜不喝汤"造成营养素的流失，既保护了营养又使菜肴美味可口。

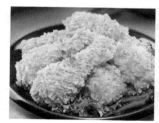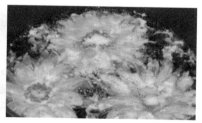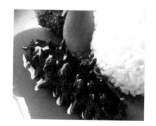

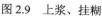
图 2.9　上浆、挂糊　　　　　　　　　　　　　　图 2.10　勾芡

穿衣过程中淀粉起的作用很大，淀粉加热逐渐膨胀，黏度也逐渐增大，到了糊化时淀粉的黏度最大，这时在淀粉中加水，黏度下降。例如，在浓稠的稀饭中添水，就会破

坏淀粉糊中的凝胶使黏性下降，甚至出现分层。用土豆淀粉勾芡的菜肴，进餐剩余后再存放就会发现芡变稀而出水，这是因为筷子夹菜时的搅拌作用，破坏了淀粉糊——芡的结构，黏度下降。淀粉中含脂类多的易糊化，糊化后黏性增大且稳定性较好，当淀粉糊化达到最高黏度时，继续加热则黏度下降，冷却后发生凝固，烹饪中挂糊、上浆、勾芡等都与淀粉糊化有关。直链淀粉含量高的淀粉糊黏性小，糊化后体积增大较多；含支链淀粉高的淀粉糊黏性大，糊化时体积增加比较少，这就是糯米粉制品黏性大、出品率低，冷却后仍较软、糯的原因。地下块茎淀粉比谷类淀粉易糊化，糊化温度也低，如大米的糊化温度为 68～78℃，小麦的糊化温度为 60～64℃，土豆的糊化温度为 58～60℃。

三、常见烹调方法对营养素的损失与保护

食物原料中的营养素在不同的烹饪工艺中的损失情况是不同的，现就不同的烹饪工艺进行比较讨论。

（一）煮与烧

煮与烧都是采用较多的汤汁作为传热介质，原料一般要经过初步熟处理，先用大火烧开，再用小火维持，使之成熟（图 2.11）。蔬菜、肉类等食物在煮与烧的过程中，汤

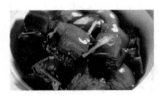

图 2.11　煮与烧工艺

液中可以有相当多的水溶性维生素，如果在煮之前蔬菜切制过细，使其表面积增大，维生素的损失也就越大。煮与烧基本不会造成三大营养素和无机盐的破坏。煮沸时间过长，会造成对热敏感的维生素如维生素 C 的破坏。烹煮、水煮面条时，维生素 B_1 与维生素 B_2 约损失 1/3。一般制作面条、烙饼、馒头等食品时，蛋白质、脂肪、碳水化合物与无机盐几乎没有损失，维生素损失也较少，除非加碱等处理。生大豆含有抑制人体小肠内胰蛋白酶活性的物质，会妨碍对大豆蛋白质的消化吸收。彻底加热熟透后，这种物质可被破坏。浸泡、磨碎、熟制可破坏大豆的细胞组织结构，提高消化率。水解的意义：使食物呈味，如低聚肽使食品中各种呈味物质变得更加协调。在面条的煮制过程中，30%～40%的维生素 B_1 及烟酸溶于汤中。

（二）蒸

蒸制是以水蒸气为传热介质的（图 2.12），原料与水蒸气基本上处于一个密闭的环境中，原料是在饱和热蒸汽下成熟的，但由于需要较长的烹饪时间，因加热而引起维生素 C 分解的量增加了，蒸不存在汁液的大量流失，故比煮会保留更多的水溶性维生素，对营养成分的影响比煮大一些。无机盐不会因蒸而受影响。

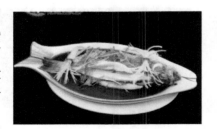

图 2.12　蒸制工艺

粮食类原料在蒸煮时，因烹饪方法不同，营养素损失的多少不一。表 2.1 是土豆条在蒸和煮过程中维生素保留率的比较。

表 2.1 土豆条在蒸和煮过程中维生素保留率的比较

维生素	保留率/%	
	蒸	煮
维生素 C	89	69
维生素 B$_1$	90	88
烟酸	93	78
维生素 B$_6$	97	77
叶酸	93	66

（三）炸

炸是旺火加热，以大量食油为传热介质的烹调方法（图 2.13），炸制的温度比较高。若原料不经过挂糊处理，原料中对热敏感的维生素将损失严重；若原料经挂糊后炸，原料中维生素损失将减少。

炸制工艺除了导致维生素的损失外，最重要的是蛋白质和脂肪经高温处理后所发生的化学变化，如脂肪的热氧化、热聚合、热分解。加热过度蛋白质会分解产生有害物质，甚至产生致癌物质，如煎炸鱼的营养不及清蒸鱼。

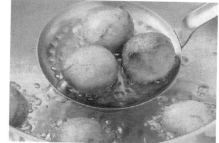

图 2.13 炸制工艺

在炸的过程中原料水分受热蒸发，部分营养素尤其是水溶性维生素的损失较大，食物的鲜味也受到一定影响，如清炸鸡块等；油炸用油不宜反复使用；烹饪中尽量减少油脂与空气的接触面积。

随着加热时间的延长，分解产物继续发生氧化聚合，并产生聚合物，使油脂增稠、起泡并附着在煎炸食物的表面，这都是油脂发生氧化聚合反应的结果。油脂加热至 200～230℃时能引起热氧化聚合，所以油炸食品所用的油会逐渐变稠。亚麻籽油最易聚合，大豆油和芝麻油次之，橄榄油和花生油不易聚合。烹饪中火力越大，时间越长，热氧化聚合反应就越激烈。这个过程中产生甘油脂二聚物，被吸收后与酶结合，使酶失去活性引起生理异常，对人体健康有害。

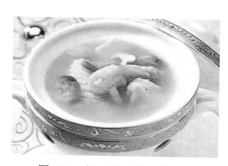

图 2.14 炖、焖、煨、煲工艺

（四）炖、焖、煨、煲

炖、焖、煨、煲均以水为传热介质（图 2.14），原料体积均较大，为了使调味料能更好地进入原料内部，汤与菜的比例应小于涮或余，采用的火力一般是小火或微火，加热所需的时间比较长，会导致可溶性营养素流失于汤中。如果把炖、焖、煨熟后的汤汁用来做调味剂或汤，就避免了迁移到汤剂中的营养素的损失，而且这种汁液保留了原有的风味。对热敏感的维生素的损失视加热时间的长短而异。

应提倡焖或煮的方法做米饭，捞饭营养明显不及焖的米饭；熬粥时要盖上锅盖，开锅后改用小火，以免水溶性维生素和其他营养素随水蒸气挥发。

煲汤加热 1～1.5h，可获得比较理想的汤品营养峰值，此时的能耗和营养价值比例也较佳。尽管汤品里含有丰富的营养素，但是相对来说，汤料的营养素含量比较多。

（五）炒、爆、熘

采用炒、爆、熘制作的菜肴（图 2.15）都以油作为传热介质，除植物性原料外，一般事先进行挂糊或上浆，然后用旺火热油，使菜肴快速成熟，保持菜肴滑嫩香脆的特点。因为操作迅速，加热时间很短，水分及其他营养素不易流失，所以营养素的损失较少。有的在制作时用淀粉勾芡，使汤汁浓稠，而淀粉中含有谷胱甘肽，其中的巯基具有保护维生素 C 的作用。

在烹调中通过糖色的炒制增加菜肴的色泽，蔗糖在 160℃时熔化，转化速度加快，生成的转化糖在高温下迅速发生焦糖化反应而使其变色。在 160～200℃高温下，蔗糖发生降解，经过聚合、缩水变成含黑褐色色素的物质，这就是焦糖化反应。

旺火急炒是中国传统烹饪技艺的要求（图 2.16）。采用高温短时的急火快炒，可以减少维生素的损失。如果烹饪原料没有设置保护层，或保护层脱落、不完整，原料在烹制过程中，营养素的流失将随着烹制时间的延长而增多。原料表面水分的流失是蒸发引起的，而原料内部水分的流失则是水分子向原料外部渗透、扩散的结果。扩散是需要时间的，减慢水分的扩散速度或缩短烹制时间，均可减少原料中营养素的流失。例如，猪肉切成丝，旺火急炒，其维生素 B_1 的损失率为 13%，维生素 B_2 的损失率为 21%，烟酸的损失率为 45%；而切成块用文火炖，则维生素 B_1 的损失率为 65%，维生素 B_2 的损失率为 41%，烟酸的损失率为 75%。据一些实验报告，叶菜类用旺火急炒的方法，可使维生素 C 的平均保存率为 60%～70%，而胡萝卜素的保存率可达 76%～90%。旺火加热能使原料迅速成熟，因此，对蔬菜和其他体积小、切片薄、传热快的原料，烹饪中采用旺火急炒是减少食物营养素流失的重要手段之一。需要说明的是，并非温度越高营养丧失越多。现已证实，烹饪时温度为 66℃，菠菜中维生素 C 的损失率为 90%，而在 95℃时损失率为 18%。原因是 50～65℃时分解维生素的酶更加活跃，而在 70℃以上，这种酶就受到抑制，维生素就不再被破坏了。所以，大火快炒适量加醋，可以避免维生素被破坏。

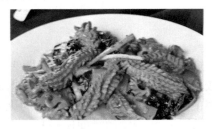

图 2.15　炒、爆、熘工艺

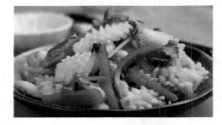

图 2.16　旺火急炒工艺

肉、鱼、蛋类在烹调中，肉、鱼、蛋等动物性原料的质地、口感、重量、营养成分等都会有所改变。肉类等动物性食品烹调后，除维生素外，一般营养素的变化不大，营养价值依然很高。蒸和炸时营养素损失率约为 45%；炒时营养素损失率约为 13%。维生素 B$_2$ 的损失以蒸时最高，约为 87%；其次为清炖和红烧，约为 40%；炒肉丝时损失最少，约为 20%。炒猪肝时，维生素 B$_1$ 的损失率为 32%，而维生素 B$_2$ 几乎可全部保留。鱼肉含水分较多，含结缔组织少，加热过程中水分流失较畜、禽肉少，因此，鱼肉烹调后一般显得较细嫩柔软。蛋类加热熟制后能破坏其所含的抗生素和抗胰蛋白酶，使蛋白质凝固变性。除仅有少量维生素被破坏外，蛋的营养价值基本不变。例如，鸡蛋在炒、煮时，维生素 B$_2$ 的损失很少，损失率为 7%～13%，维生素 B$_1$ 的损失率为 22%。

（六）煎与贴

煎、贴都是以小油量遍布锅底作为传热介质的烹饪方法（图 2.17）。一般把原料做成扁形或厚片形，两面都要先用小火煎成金黄色，制作时火力不大，不易使表面迅速吸收从锅底面传来的大量热量而使其中的水分汽化。贴菜的原料大多要经过挂糊，所以营养素损失较少。煎炸食物时，油温控制在油脂的发烟点以下，就可

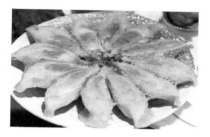

图 2.17 煎与贴工艺

减轻油脂的热分解，降低油脂的消耗，可以保证产品的营养价值和风味质量。例如，煎炸牛排需要选择发烟点较高的油脂，不但可以加速蛋白质变性，达到食用要求，而且能提高牛排鲜嫩的质感。

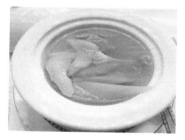

图 2.18 涮与汆工艺

（七）涮与汆

涮与汆均以水为传热介质（图 2.18），所用原料体积较小，前者加工成薄片，后者加工成片、丝、条或制成丸子。汤或水均用大火烧开，汤菜比例是汤多菜少，因此在单位时间里，原料能获得较多的热量而成熟。例如，涮羊肉时，肉片在沸水中停留的时间很短，因而肉中的一些可溶性营养物质损失较少。

（八）烤与熏

在烤的过程中，与燃料直接接触的原料表面的营养素由于受热温度高发生变化，三大营养素在高温下均会分解变化，产生有害成分，同时，燃料不完全燃烧的产物会污染原料表面，导致食品卫生质量下降。熏制品（图 2.19）也有类似的特点，熏制品表面有适度的焦皮，具有独特的风味，但鱼、肉等经熏制以后，会产生一些对人体有害的物质。尽量避免高温长时间加热，带着火苗烹饪的做法不可取；蛋白质中的赖氨酸与还原糖反应产生褐色物质，称为"美拉德反应"，这一过程赋予面包香气和色泽，但可以造成面包表皮中 10%左右的赖氨酸损失。

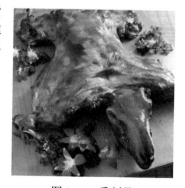

图 2.19 熏制品

🖋 **任务实施**

根据任务描述并结合下列表格，填写各组讨论结果，检验知识点的掌握情况。

1）以个人为单位，选取实训课上学习过的某一道菜，列出其烹饪步骤。

2）分析烹饪过程中的哪些操作会对营养素产生影响。

3）以个人为单位，对所分析的内容进行总结。

知识点	问题	记录
烹饪过程中六大营养素的变化	列出烹饪步骤，分析哪些步骤会对营养素产生影响	
烹饪过程中六大营养素的保护	针对产生的影响，思考如何减少营养素的流失	
自我总结		

🖋 **任务点评**

通过本任务的学习，对自己的知识点掌握情况做出自评。

评价内容	知识点	掌握程度 （A. 良好；B. 一般；C. 不好）	重难点总结
烹饪过程中营养素的变化	焯水过程中营养素的变化		
	穿衣过程中营养素的变化		
	常见烹调方法对营养素的损失		
烹饪过程中营养素的保护	焯水过程中营养素的保护		
	穿衣过程中营养素的保护		
	常见烹调方法对营养素的保护		

📖 **延展阅读**

如何食用碘盐

国家规定在每克食盐中添加 20μg 碘，全民可通过食用加碘盐这一简单、安全、有效和经济的补碘措施，来预防碘缺乏病。

加碘盐是用碘酸钾按一定比例与普通食盐混匀的补碘方法。因为碘是一种比较活泼、易于挥发的元素，含碘食盐在储存期间可损失 20%～25%，加上烹调方法不当又会损失 15%～50%，所以需要正确使用加碘盐方法。

1）不能放在温度较高、阳光照射的地方。

2）储存容器要加盖盖严。

3）快取快盖。

4）应在菜即将出锅时加盐，防止碘高温挥发减少含碘量，降低效果。

（资料来源：李寒晶，2019．碘功能性质及其影响因素[EB/OL]．（2019-04-03）
[2019-10-10].https://wenku.baidu.com/view/19f827f4a88271fe910ef12d2af90242a995abde.html.）

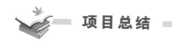 **项目总结**

> 膳食营养与搭配，营养知识做基础。
> 糖脂水盐与蛋白，维他六大营养素。
> 组成分类要了解，变化保护需谨记。
> 营养理念做指导，科学搭配健体魄。

 拓展练习

一、单选题

1.（　　）是一切生命的物质基础，没有（　　）就没有生命。
   A. 蛋白质　　　　B. 脂肪　　　　　　C. 碳水化合物　　D. 水

2. 脂类主要是由碳、氢、（　　）组成，有的含有少量的磷、氮等元素。
   A. 钙　　　　　　B. 钠　　　　　　　C. 钾　　　　　　D. 氧

3. 凡体内含量大于体重（　　）的物质称为常量元素，小于此值的称为微量元素。
   A. 0.01‰　　　　B. 0.01%　　　　　C. 0.1%　　　　　D. 1%

4.（　　）普遍存在于动植物食品中，是动植物的储存物质，无甜味。
   A. 双糖　　　　　B. 多糖　　　　　　C. 单糖　　　　　D. 寡糖

5. 当饥饿或长期不能进食时，体内储存的糖类几乎耗尽，蛋白质也失去一半时，人体仍可勉强维持生命；但若体内的水分损失（　　），人体则无法生存。
   A. 5%　　　　　　B. 20%　　　　　　C. 15%　　　　　D. 10%

二、多选题

1. 以下属于糖类的生理功能的有（　　）。
   A. 供给热能　　　B. 调节血糖　　　　C. 对蛋白质有节约作用
   D. 保肝解毒　　　E. 增进食欲

2. 提高膳食蛋白质质量，应增加膳食中的蛋白质，应大力提倡我国老年人群增加（　　）制品的消费。
   A. 牛肉　　　　　B. 鸡蛋　　　　　　C. 牛奶
   D. 大豆　　　　　E. 杂粮

3. 具有抗氧化作用的维生素有（　　）。
   A. 维生素 A　　　B. 维生素 B_1　　　C. 维生素 C
   D. 维生素 D　　　E. 维生素 E

4. 以下属于水的生理功能的有（　　）。
   A. 构成人体组织　　　　　　B. 参与物质代谢
   C. 运输物质　　　　　　　　D. 调节体温
   E. 润滑滋润功能　　　　　　F. 稀释和排毒功能

5．人体内含有的各种元素，除了（　　　）主要以有机化合物形式存在外，其余各种元素统称为无机盐。

    A．氢　　　　　　　B．碳　　　　　　　C．氮

    D．氧　　　　　　　E．硫

三、简答题

    1．人体中的必需氨基酸有哪些？

    2．简述碳水化合物的生理功能。

    3．简述焯水过程中如何影响营养素的变化。

项目二拓展练习答案

项目三

食品原材料的营养价值

项目概况

人体所需的主要营养来源于食品原材料，食品原材料按生产方式可分为生鲜食品（农产品）、烹饪食品和加工食品。生鲜食品（农产品）是通过种植和养殖获得的；烹饪食品是以生鲜食品为原料，通过烹煮获得的；加工食品是以生鲜食品为原料，采用机械设备加工生产获得的。本项目按照原料商品学将食品原材料分为谷类，豆类及其制品，蔬菜、菌藻与水果，禽畜类，水产类和调味品6类。

通过学习本项目，学生能够对食品原材料的营养价值有更深入、专业的认知，为开展老年营养与膳食管理打好基础。

【学习目标】

『知识目标』

1. 了解食品原材料的种类。
2. 熟悉食品原材料的营养素含量。
3. 掌握食品原材料的营养价值。

『技能目标』

1. 能够区分各类食品原材料。
2. 能够熟练说出各类食品原材料的营养价值。
3. 能够在营养配餐中根据食品原材料营养素含量合理使用各类原料。

『职业素养目标』

1. 具有吃苦耐劳的精神，乐于服务老年人。
2. 培养阳光向上的工作态度和就业观念。
3. 具备科学养老的职业道德观念和工作使命感。

任务一 认知谷类原料的营养价值

任务目标

『知识目标』

1. 了解谷类及其分类。
2. 熟悉常见谷类的营养素含量。
3. 掌握谷类的营养价值。

『技能目标』

1. 能够对谷类食物进行分类。
2. 能够判断出食品中谷类食物（如含）或原料的营养价值。
3. 能够在营养配餐中根据谷类的营养素含量合理使用原材料。

『职业素养目标』

锻炼独立分析的能力。

情境导入

在北京市某职业中学养老专业的一节食品原材料课上，老师为同学们展示了包括水稻、小麦、玉米、高粱等在内的多张图片，让大家判断是哪种作物，能够判断正确的同学不到一半，知道它们各自的营养价值的更是少之又少。大家每天都会摄入大量的谷物类食品，要对其进行营养配餐，需要掌握哪些知识呢？

任务描述

1）根据本任务的学习，了解谷类及其分类，以小组为单位统计小组成员三餐摄入的谷类食物的种类。

2）通过学习谷类原料的营养价值，并对照常见谷类中各营养素含量表，根据所有组员三餐所摄入的谷类原料情况，分析摄入的谷类食物的营养素和营养价值并判断是否合理。

相关知识

一、谷类及其分类

（一）谷类

谷类是我国的主要粮食作物，品种繁多，据统计达 4 万种以上。谷类食物包括大米、小麦，杂粮中的高粱、玉米、小米、红薯等，主要为人体提供糖类、蛋白质、膳食纤维和维生素 B 族，是人体热能最主要的来源。

（二）谷类的分类

广义上的谷类应包括稻米、小麦、玉米、小米、大麦、青稞、薏米、燕麦、荞麦、莜麦、糜子等（图3.1）。

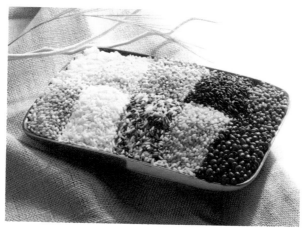

图3.1 谷类

1. 小麦的分类

小麦共分为30个种类，30类小麦又进一步分为30 000多个品种。植物育种家通过杂交（将两个相同种类不同品种的植物异种交配）来培育新品种并根据其加工品质、耐寒或抗病能力进行选择。

常见的小麦分类如下。

1）冬麦与春麦。冬麦种植于温带地区，在秋天时播种；春麦生长在有长冬的地方，在无霜的春天播种，可长出软质麦和硬质麦。

2）密穗小麦。密穗小麦是一种穗短、麦粒小、面筋蛋白含量低的矮秆小麦，通常用于制作糕点面粉。密穗小麦可以在贫瘠土地中生长，主要被种植于美国西部、加拿大，以及欧洲山区。

3）普通小麦。普通小麦是一种主导性的经济类作物，被种植在温带和亚热带地区。其面筋蛋白含量高。普通小麦分为数百个品种，包括有芒小麦和无芒小麦，硬质小麦和软质小麦。普通小麦被用来制作面包、糕点、早餐麦片、酒类饮品及其他。一些品种被用来当作牲畜饲料。

4）硬质小麦。硬质小麦是一种耐旱能力强、硬质麦粒、面筋蛋白含量高的芒小麦，主要用于制作通心粉。硬质小麦在世界许多地方都有种植。

5）单粒小麦。单粒小麦是一种耐寒的芒小麦，每个麦穗产一个麦粒。单粒小麦是被人工种植的第一种小麦，同时也是现在很多小麦品种的前身，可在贫瘠的土壤里生长。单粒小麦多生于欧洲南部的山脉，被用作牲畜饲料。

2. 稻米的分类

稻米按照品种类型分为籼米、粳米和糯米 3 类。籼型非糯性稻米谷粒呈长椭圆形或细长形，出米率低，米饭膨胀性大，但黏性较小，容易消化吸收；粳型非糯性稻米谷粒呈卵圆形或椭圆形，出米率高，米饭膨胀性小，但黏性大，稍难消化。以上两种稻谷根据收获季节又分为早稻和晚稻。糯稻谷又分籼型糯米和粳型糯米，其特点是黏性大。

除此之外，稻米按加工精度不同可分为特等米、标准一等米、标准二等米和标准三等米；按产地或颜色不同可分为白米、红米、紫红米、血糯米、紫黑米、黑米等；按收获季节可分为早、中、晚三季稻；按种植方法可分为水稻和旱稻。

二、谷类的营养价值

谷类是人体最主要、最经济的热能来源。中国传统是以谷类食物为主的，人体所需热能约有 80%、蛋白质约有 50% 都是由谷类提供的。

（一）谷类结构和营养素分布

谷类有相似的结构（图 3.2），其最外层是谷皮；谷皮内是糊粉层，再内为占谷粒绝大部分的胚乳和一端的胚芽。各营养成分分布不均匀：谷皮主要由纤维素、半纤维素等组成，含较高的矿物质和脂肪；胚乳部分含有大量淀粉和一定量的蛋白质；胚芽中富含脂肪、蛋白质、无机盐，以及丰富的维生素 B 族和维生素 E。

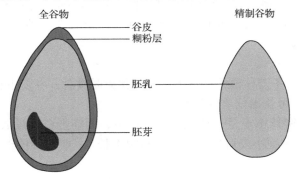

图 3.2　谷类结构

（二）谷类中的蛋白质

谷类中的蛋白质含量一般为 7.5%～11.5%，主要由谷蛋白、白蛋白、醇溶蛋白和球蛋白组成。一般来说，谷类蛋白质中所含的必需氨基酸组成不平衡，普遍含赖氨酸较少，有些谷类苏氨酸、色氨酸含量也不高。为提高谷类的营养价值，通常采用赖氨酸强化和蛋白质互补等方法。此外，通过转基因技术等种植高赖氨酸玉米品种也不失为一种方法。

（三）谷类中的糖类

谷类中的糖类主要为淀粉，含量在 70%以上，此外也有一定量的糊精、果糖和葡萄糖等。一般地，淀粉分为直链淀粉和支链淀粉，谷类中的直链淀粉为 20%～25%，糯米中的淀粉几乎全部为支链淀粉，故黏性较强。研究表明，人类消化分解直链淀粉的能力相对较弱，食用后血糖水平提高幅度较小。因此，我国谷粒培育含直链淀粉量较高的谷类品种。目前我国已培育出直链淀粉达 70%的新型玉米品种。

（四）谷类中的脂肪

谷类中脂肪的含量为 1%～4%，其主要存在于胚芽中。米糠中可提取出米糠油、谷维素和谷固醇。从玉米和小麦等的胚芽中可提取出胚芽油，80%为不饱和脂肪酸，其中亚油酸占 60%，可以对保护心脑血管起到辅助性作用。

（五）谷类中的维生素和矿物质

谷类是人体获取维生素 B 族的主要来源，如硫胺素、核黄素、烟酸、泛酸和吡哆醇等。玉米和小米当中含有少量的 β-胡萝卜素。但如果加工过度会使谷类中的维生素大量损失。

谷类中含矿物质 1.5%～3%，主要由磷和钙等以植酸盐的形式存在，人体对其消化吸收能力较弱。

我国于 20 世纪 50 年代初生产的标准米和标准粉比精白米、精白面保留了相对较多的维生素 B 族及无机盐，在节约粮食和预防某些营养缺陷型疾病方面起到了良好的作用。目前应对居民普遍食用的精白米、精白面等添加营养强化剂（如大米加硒等），以保障其维生素和无机盐的含量水平，从而进一步提高人民生活质量。

三、谷类中的营养素含量

常见谷类中各营养素含量见表 3.1。

表 3.1　常见谷类中各营养素含量（以 100g 可食部[①]计）

营养素	小麦	稻米	玉米	大麦	小米	高粱米	糜子	荞麦	薏米
可食部分/%	100	100	46	100	100	100	100	100	100
水分/g	10.0	13.3	71.3	13.1	11.6	10.3	9.4	13.0	11.2
能量/kcal	339	347	112	327	361	360	336	337	361
蛋白质/g	11.9	7.4	4.0	10.2	9.0	10.4	10.6	9.3	11.3
脂肪/g	1.3	0.8	1.2	1.4	3.1	3.1	0.6	2.3	2.4
糖类/g	75.2	77.9	22.8	73.3	75.1	74.7	75.1	73.0	73.5
不溶性纤维/g	10.8	0.7	2.9	9.9	1.6	4.3	6.3	6.5	4.8
胆固醇/mg	—	—	—	—	—	—	—	—	—
无机盐/g	1.6	0.6	0.7	2.0	1.2	1.5	4.3	2.4	1.9

---

① 可食部表示某一食物中可食用部分占市品的百分比，用于计算食物可食部分的重量。

续表

营养素	小麦	稻米	玉米	大麦	小米	高粱米	糜子	荞麦	薏米
总维生素 A/µgRE	—	—	—	—	17	—		3	—
胡萝卜素/µg	—	—	—	—	100	—		20	—
视黄醇/µg	—	—	—	—		—			—
硫胺素/mg	0.40	0.11	0.16	0.43	0.33	0.29	0.45	0.28	0.07
核黄素/mg	0.10	0.05	0.11	0.14	0.10	0.10	0.18	0.16	0.14
烟酸/mg	4.0	1.9	1.8	3.9	1.5	1.6	1.2	2.2	2.0
维生素 C/mg	—	—	16	—	—	—		—	—
总维生素 E/mgRE	1.82	0.46	0.46	1.23	3.63	1.88	3.50	4.40	2.08
钙/mg	34	13	—	66	41	22	99	47	42
磷/mg	325	110	117	381	229	329	205	297	217
钾/mg	289	103	238	49	284	281	148	401	238
钠/mg	6.8	3.8	1.1	—	4.3	6.3	9.6	4.7	3.6
镁/mg	4	34	32	158	107	129	146	258	88
铁/mg	5.1	2.3	1.1	6.4	5.1	6.3	5.0	6.2	3.6
锌/mg	2.33	1.70	0.90	4.36	1.87	1.64	2.07	3.62	1.68
硒/µg	4.05	2.23	1.63	9.80	4.74	2.83	12.01	2.45	3.07
铜/mg	0.43	0.30	1.09	0.63	0.54	0.53	0.61	0.56	0.29
锰/mg	3.10	1.29	0.22	1.23	0.89	1.22	1.10	2.04	1.37

注："—"表示未测定，理论上该食物应该含有一定量该种成分。

做一做

根据表 3.1，对比用 180g 谷物原料熬制的米粥（等份的大米和小米）、小麦薏米粥（等份的小麦和薏米）和八宝粥（等份的表 3.1 中所有的谷类原料）的营养素含量。

任务实施

根据任务描述并结合下列表格，填写各组讨论结果，检验知识点的掌握情况。

1）以小组为单位，整理小组成员三餐食用的谷类食物并进行分类。

2）分析所摄入的谷类食物的营养价值和营养素含量，讨论是否丰富且合理。

3）以个人为单位，对所分析的内容进行总结。

知识点	问题	记录
谷类及其分类	整理小组成员三餐摄入的谷类食物，并对其进行分类	
谷类的营养价值	分析摄入的谷类食物的营养素含量并判断其营养价值	
谷类中的营养素含量		
自我总结		

任务点评

通过本任务的学习，对自己的知识点掌握情况做出自评。

评价内容	知识点	掌握程度（A. 良好；B. 一般；C. 不好）	重难点总结
谷类及其分类	谷类的概念		
	谷类食物的分类		
谷类的营养价值	谷类结构和营养素分布		
	谷类中的蛋白质		
	谷类中的糖类		
	谷类中的脂肪		
	谷类中的维生素和矿物质		
谷类中的营养素含量	理解并使用常见谷类中各营养素含量表		

📖 延展阅读

粗粮并非吃得越多越好

众所周知，吃粗粮有诸多好处，吃粗粮的人发生心血管疾病、2 型糖尿病和癌症等慢性病的风险相对较低。粗粮还能改善排便情况，有助于消化道健康。因此，粗粮爱好者想当然地认为：吃粗粮越多越好，精米白面没啥好作用，可以不用吃了。

人们往往容易从一个误区走出来，又陷入另一个误区，厌弃粗粮不对，过度迷信粗粮也是不对的。

1. 粗粮过量——影响消化、易反酸、易肥胖

粗粮吃得过多会影响消化和食欲。粗粮的健康，在于它富含膳食纤维，且脂肪很少。也恰恰因为粗粮里面含有较多的膳食纤维，过量食用会导致上腹胀满。

粗粮食用过多，胃排空会明显延缓，引起胃反酸。过多的粗粮进入胃里，会导致食物积存。胃里有食物积存时，食物就会裹着胃里的胃酸，反流到食管里，造成反酸，对食管黏膜产生损害。各年龄段的人都可能产生反酸的症状。

粗粮过量还会引发肥胖。误以为吃粗粮能降低血糖、血脂的人，往往过多地吃粗粮，平时细粮吃三两，粗粮却吃上半斤，结果就造成能量摄入过多，引发肥胖。

2. 吃粗粮不能降低血糖

吃粗粮能降低血糖是错误的观念，粗粮有助于控制血糖但并不能降低血糖。

粗粮和细粮含有几乎等量的能量和糖分，无论是粗粮还是细粮，人们食用后，都只会升高血糖而不能降低血糖，只是粗粮里面含有更多的膳食纤维，膳食纤维的特性能够使食物中的糖释放得没有细粮那么快速和猛烈。粗粮强调的是能够延缓血糖的升高，而不是可以降低血糖。

3. 粗粮"细做"没有意义

人们知道粗粮的好处，可是在食用的时候，很多人还是不得其法，把粗粮"细做"，这么做反而失去了吃粗粮的意义。

中国人对饮食讲究"色、香、味"俱全，为了改善粗粮粗陋的色相和粗糙的口感，有人精雕细琢，在粗粮中加入面粉、淀粉、奶油、糖等，做出来的窝窝头就会细腻、晶莹剔透，好看又好吃，但是添加的这些东西会把粗粮的优点给平均掉。

还有人用油炸的方式做粗粮点心，更加不可取，这不仅增加了脂肪，还破坏了粗粮中原有的维生素等营养成分。

4. 粗粮粥——血糖生成指数变高

对于糖尿病患者来说，吃粗粮最大的益处就在于粗粮能延缓血糖升高速度，有助于控制血糖，但是将粗粮做成粥，这方面的作用就大打折扣了。因为将粗粮煮成软烂、黏糊的粥，粗粮中的淀粉就会充分糊化，食物的血糖生成指数（glycemic index，GI）也会变高。

需要严格控制血糖的人不要吃杂粮粥，选择食物应尽量选低 GI 值的食物。

食物 GI 是指含 50g 可利用碳水化合物的食物与相当量的葡萄糖在一定时间（一般为 2h）体内血糖反应水平的百分比值。GI 反映食物与葡萄糖相比升高血糖的速度和能力，通常把葡萄糖的 GI 定为 100。

常见食物的 GI 值见表 3.2。

表 3.2　常见食物的 GI 值

食物名称	GI	食物名称	GI	食物名称	GI
大米饭	83	毛芋	48	香蕉	52
馒头	88	山药	51	猕猴桃	52
白面包	106	南瓜	75	柑橘	43
面包（全麦粉）	69	苏打饼干	72	葡萄	43
面条（小麦粉）	82	酸奶	48	葡萄干	64
烙饼	80	牛奶	28	梨	36
油条	75	胡萝卜	71	苹果	36
甜玉米（煮）	55	扁豆	38	桃	28
玉米糁粥	52	四季豆	27	柚子	25
小米饭	71	绿豆	27	樱桃	22
大麦粉	66	大豆（煮）	18	葡萄糖	100
荞麦面条	59	花生	14	麦芽糖	105
燕麦麸	55	芹菜	<15	绵白糖	84
土豆	66	西瓜	72	果糖	23
红薯（甜、煮）	77	菠萝	66	蜂蜜	73

资料来源：《中国居民膳食指南（2016）》。

5. 食物血糖负荷对餐后血糖的影响

餐后血糖水平除了与 GI 值的高低有关外，还与所摄入的食物中所含糖类的总量密切相关。食物血糖负荷（glycemic load，GL）同时考量食物提升血糖的速度和碳水化合物含量，对于糖尿病患者选择饮食同样具有重要指导意义。GI 与 GL 的关系可用公式表达为

$$GL=GI×碳水化合物含量（g）/100$$

GI 反映的是 50g 碳水化合物升高血糖的速度和能力，但是很多食物日常一次食用量所含的碳水化合物不会达到 50g 这么多。以南瓜为例，它的 GI 值是 75，但是每 100g 南瓜的碳水化合物含量只有 5g 左右，那么 100g 南瓜的 GL 只有 3.75，日常食用量不会引起血糖大幅度波动；若从南瓜中摄入的碳水化合物达到 50g，就要一次吃 1kg 南瓜，正常一顿膳食不太可能吃这么多。

糖尿病患者选择食物时，应同时考量食物 GI 和 GL 两个指标，最好同时选择低 GI 和低 GL 的食物，GI 数值较高的情况下，食用的量就要科学计算。

通常情况下，GL＜10 为低负荷饮食，对血糖的影响很小，是糖尿病患者进食的安全量。GL≥20 为高负荷饮食，对血糖影响很大。10≤GL≤19 为中负荷饮食，对血糖的影响不大。

6. 膳食建议

1）吃粗粮要适量，每天 50g。合理的膳食应该每人每天摄入主食 250～400g，其中粗粮的量每天 50g 比较合适。超过这个量，很多人会出现不适感；儿童、青少年、老年人、消化不好的人要在此基础上适当减量。

2）吃粗粮要粗细搭配。主食中应适量增加全谷物和杂豆类等粗粮，但不能全部是粗粮，一餐的主食中，粗粮占 1/8～1/5 即可。

3）吃粗粮要循序渐进、及时补水。吃粗粮开始时要小量而且要做得软一些，给消化系统一段适应的时间，然后慢慢加到合适的量。另外，要及时补充水分，因为粗粮中的膳食纤维需要水分来保障正常消化。

4）吃粗粮的最佳烹饪方法是蒸着吃。各种粗粮和大米、薯类混合搭配蒸着吃最好，营养均衡也不失"色、香、味"。

（资料来源：于康，2018. 吃的误区[M]. 北京：科学技术文献出版社.）

任务二　认知豆类及其制品原料的营养价值

任务目标

『知识目标』

1. 了解豆类及其制品的分类。
2. 熟悉常见豆类及其制品的营养素含量。
3. 掌握豆类及其制品的营养价值。

『技能目标』

1. 能够对豆类及其制品进行分类。
2. 能够判断出食品中豆类及其制品（如含）或原料的营养价值。
3. 能够在营养配餐中根据豆类及其制品的营养素含量合理使用原材料。

『职业素养目标』

培养独立分析的能力和认真思考的态度。

情境导入

你有没有听过一颗豆子的故事，故事是发生在犹太人身上的。聪明的犹太人说，这世界上卖豆子的人是最快乐的，因为他们永远不必担心豆子卖不出去。假如他们的豆子卖不完，可以拿回家磨成豆浆，再拿出来卖；如果豆浆卖不完，可以制作成豆腐；豆腐卖不成，变硬了，就当豆腐干来卖；豆腐干再卖不出去的话，就腌起来，变成腐乳。

还有一种选择是：卖豆人把卖不出去的豆子拿回家，加上水让豆子发芽，几天后就可变成豆芽；豆芽再卖不动，就让它长大些，变成豆苗；如果豆苗还是卖不动，再让它长大些，移植到花盆里，当作盆景来卖；如果盆景再卖不出去，就把它移植到泥土中去，让它生长，几个月后，它结出许多新豆子，一颗一颗变成上百颗豆子，想想那是多么划算的事。

这个有趣的故事不但告诉了我们做人的道理——一颗豆子遭到冷落的时候，都有那么多精彩的选择，何况一个人呢?而且作为学习食品原材料的学生来说，这无疑为我们开启了认识豆类及其制品的大门。

任务描述

1）根据本任务的学习，了解豆类及其制品的分类，以小组为单位统计小组成员三餐摄入的豆类及其制品的种类。

2）通过学习豆类及其制品原料的营养价值，并对照常见豆类及其制品中各营养素含量表，根据所有组员三餐所摄入的豆类及其制品的情况，分析摄入的豆类及其制品的营养素和营养价值并判断是否合理。

相关知识

一、豆类及其制品的分类

豆类作物主要有大豆、绿豆、赤豆、芸豆、蚕豆、豌豆等。按照营养成分含量的多少可将豆类分为两大类：一类是大豆，含有较高的蛋白质（35%～40%）和脂肪（15%～20%），而糖类化合物含量较少（20%～30%）；另一类是除大豆外的其他豆类，含有较高的糖类（55%～65%）、中等的蛋白质（20%～30%）和少量的脂肪（低于5%）。

豆类制品主要指大豆制品，即以大豆为原料经过制作或精炼提取的产品（图3.3）。大豆制品的品种众多，按照工艺可分为两类：一类是发酵豆制品，包括腐乳、臭豆腐、豆瓣酱、酱油等；另一类是非发酵豆制品，包括水豆腐、干豆腐（百叶）、卤制豆制品、油炸豆制品、熏干豆制品、

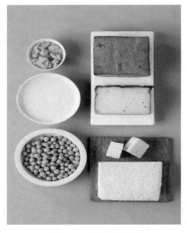

图3.3　豆类制品

冷冻豆制品等。本任务所指的大豆制品主要指非发酵豆制品，有关发酵豆制品的食物营养价值在本项目任务六中介绍。

二、豆类的营养价值

本任务以大豆为例介绍豆类的营养价值。

（一）大豆的营养成分

大豆含有 35%～40% 的蛋白质，是天然食物中含蛋白质最高的食品。其各种氨基酸组成接近人体必需氨基酸需求比，且富含一般谷类蛋白质较为缺乏的赖氨酸，是谷类蛋白质互补的天然理想食品。所以一般认为，大豆蛋白是优质蛋白。

大豆中含脂肪 15%～20%，其中不饱和脂肪酸含量高达 85%，以亚油酸为最高水平，达 50% 以上。另外，大豆含有 1.6% 左右的磷脂，并有一定量的维生素 E。

大豆含有糖类 15%～20%，其中一半为可利用淀粉、阿拉伯糖、半聚乳糖和蔗糖，另一半为人体不能消化吸收的棉子糖和水苏糖，可能引起腹胀，但适量摄入可以增强胃肠道蠕动，具有保健作用。

大豆还含有一般豆类不具备的钙、硫胺素和核黄素等。另外，大豆中还含有皂苷类和异黄酮类物质，它们具有抗氧化、降低血脂和胆固醇等作用。

（二）大豆中的抗营养因素

抗营养因素是指某些因其所含物质及性质等，含有一些不利于该种食物或其他食物营养物质吸收的因素。

大豆的抗营养因素主要有以下几个。

1）蛋白酶抑制剂。生豆粉中含有蛋白酶抑制剂，对人胰蛋白酶活性有部分抑制作用。胰蛋白酶作为消化酶等，在人体内具有非常重要的生物功能。我国食品安全卫生标准中明确规定，含有豆粉的婴幼儿代乳品或老年人代乳品等，其脲酶试验必须呈阴性。

2）豆腥性质气味（豆腥味）。大豆中的豆腥味主要是大豆中脂肪酶作用的结果，部分人对此无法接受，使用 95℃ 以上的热水加热 10～15min 可脱去部分豆腥味。

3）胀气因子。这主要是由大豆中低聚糖的作用，是生产浓缩和分离大豆蛋白时的副产品。大豆低聚糖（如棉子糖、水苏糖等）可不经过消化直接进入大肠，为双歧杆菌所利用并有促进其生长繁殖的作用，对人体有一定影响。

4）植酸。植酸可影响人体对矿物质的吸收。

5）植物红细胞凝集素。植物红细胞凝集素是一种蛋白质，对人体生长和代谢具有一定不良影响，但加热可以使其变性、失活和分解。

综上所述，大豆的营养价值虽高，但也存在着诸多的抗营养因素。大豆蛋白的人消化率为 65% 左右，但经加工制成豆制品后其消化率明显提高。近年来的科学研究表明，大豆中的一些抗营养因素也具有一些保健功能，这使得大豆的营养研究成为近几年营养学的热门研究话题之一。

（三）豆制品的营养价值

豆制品是除去了大豆内的有害成分，使大豆蛋白的消化率提高，从而提高大豆营养价值的一类食品，如豆腐、豆腐丝、豆腐干、豆浆、豆腐花、腐竹、黄豆芽等。大豆在制成豆芽后，可产生一定量的抗坏血酸（维生素 C）；豆类加工成豆腐后，因制作时使用盐卤，从而增加了钙、镁等矿物质的含量，适合于缺钙患者食用。

豆制品的营养主要体现在其丰富的蛋白质含量上。豆制品所含人体必需氨基酸与动物蛋白相似，同样也含有钙、磷、铁等人体需要的矿物质，含有维生素 B_1、维生素 B_2 和纤维素。豆制品中不含胆固醇，因此，有人提倡肥胖、动脉粥样硬化、高脂血症、高血压、冠心病等患者多吃豆类和豆制品。对健康群体而言，营养来源单一是不可取的，豆制品可以作为蛋白质的来源之一。豆制品是平衡膳食的重要组成部分。

三、（干）豆类中的营养素含量

常见（干）豆类中各营养素含量见表 3.3。

表 3.3　常见（干）豆类中各营养素含量（以 100g 可食部计）

营养素	黄豆[大豆]	绿豆	赤豆[红小豆]	芸豆（杂、带皮）	蚕豆	扁豆	豇豆	豌豆	荆豆
可食部分/%	100	100	100	100	100	100	100	100	100
水分/g	10.2	12.3	12.6	9.8	13.2	9.9	10.9	10.4	9.0
能量/kcal	390	329	324	327	338	339	336	334	407
蛋白质/g	35.0	21.6	10.2	22.4	21.6	25.3	19.3	20.3	43.6
脂肪/g	16.0	0.8	0.6	0.6	1.0	0.4	1.2	1.1	14.3
糖类/g	34.2	62.0	63.4	63.3	61.5	61.9	65.6	65.8	28.5
不溶性纤维/g	15.5	6.4	7.7	10.5	1.7	6.5	7.1	10.4	5.2
胆固醇/mg	—	—	—	—	—	—	—	—	—
无机盐/g	4.6	3.3	3.2	3.9	2.7	2.5	3.0	2.4	4.6
总维生素 A/μgRE	37	22	13	—		5	10	42	42
胡萝卜素/μg	220	130	80			30	60	250	250
视黄醇/μg	—	—	—			—	—	—	—
硫胺素/mg	0.41	0.25	0.16		0.09	0.26	0.16	0.49	
核黄素/mg	0.20	0.11	0.11		0.13	0.45	0.08	0.14	0.25
烟酸/mg	2.1	2.0	2.0		1.9	2.6	1.9	2.4	1.8
维生素 C/mg	—	—	—		2	—	—	—	0
总维生素 E/mgRE	18.9	10.95	14.36	—	1.60	1.86	8.61	8.47	—
钙/mg	191	81	74	349	31	137	40	97	207
磷/mg	465	337	305	386	418	218	344	259	785
钾/mg	1503	787	860	1058	1117	439	737	823	—
钠/mg	2.2	3.2	2.2	10.5	86.0	2.3	6.8	9.7	—
镁/mg	199	125	138	197	57	9.2	36	118	—
铁/mg	8.2	6.5	7.4	8.7	8.2	19.2	7.1	4.9	7.3

续表

营养素	黄豆[大豆]	绿豆	赤豆[红小豆]	芸豆（杂、带皮）	蚕豆	扁豆	豇豆	豌豆	荆豆
锌/mg	3.34	2.18	2.20	2.22	3.42	1.90	3.04	2.35	—
硒/μg	6.16	4.28	3.80	14.02	1.30	32.00	5.74	1.69	—
铜/mg	1.35	1.08	0.64	1.11	0.99	1.27	2.10	0.47	—
锰/mg	2.26	1.11	1.33	1.46	1.09	1.19	1.07	1.15	

注："—"表示未测定，理论上该食物应该含有一定量该种成分。

> **做一做**
>
> 根据表 3.3 对比黄豆和荆豆、绿豆和赤豆的营养素含量。

四、豆制品中的营养素含量

常见豆制品中各营养素含量见表 3.4。

表 3.4　常见豆制品中各营养素含量（以 100g 可食部计）

营养素	黄豆粉	豆腐花[豆腐脑]	豆腐（$\overline{X}$）	豆粕	豆浆	老豆腐[北豆腐]	豆腐皮	油豆腐	绿豆面	豆沙
可食部分/%	100	100	100	100	100	100	100	100	100	100
水分/g	6.7	1.6	82.8	11.5	96.4	96.7	16.5	58.8	9.6	39.2
能量/kcal	432	401	82	325	16	15	410	245	341	247
蛋白质/g	32.7	10.0	8.1	42.5	1.8	1.9	44.6	17.0	20.8	5.5
脂肪/g	18.3	2.6	3.7	2.1	0.7	0.8	17.4	17.6	0.7	1.9
糖类/g	37.6	84.3	4.2	37.9	1.1	0.0	18.8	4.9	65.8	52.7
不溶性纤维/g	7.0	…	0.4	7.6	1.1	—	0.2	0.6	5.8	1.7
胆固醇/mg	—	—	—	—	—	—	—	—	—	—
无机盐/g	4.7	1.5	1.2	6.0	0.2	0.6	2.7	1.7	3.1	0.7
总维生素 A/μgRE	63	42	—		15	—	—	5	15	—
胡萝卜素/μg	380	250	—		90	—	—	30	90	—
视黄醇/μg	—	—	—		—	—	—	—	—	—
硫胺素/mg	0.31	0.02	…	0.49	0.02	0.04	0.31	0.05	0.45	…
核黄素/mg	0.22	0.03	0.11	0.20	0.02	0.02	0.11	0.04	0.12	…
烟酸/mg	2.5	0.4	0.2	2.5	0.1	0.1	1.5	0.3	0.7	1.7
维生素 C/mg	—	—	—		—	—	—	—	—	—
总维生素 E/mgRE	33.69	5.00	2.71	5.81	0.80	10.46	20.63	24.70	—	9.17
钙/mg	207	175	164	154	10	18	116	147	134	2
磷/mg	395	95	119	28	30	5	318	238	304	89
钾/mg	1890	339	125	1391	48	107	538	158	1055	226
钠/mg	3.6	…	7.2	76.0	3.0	2.8	9.4	32.5	3.3	3.3
镁/mg	129	60	27	158	9	28	111	72		13
铁/mg	8.1	3.3	1.9	14.9	0.5	0.9	13.9	5.2	8.1	1.0
锌/mg	3.89	0.75	1.11	0.50	0.24	0.49	3.81	2.03	2.68	0.89
硒/μg	2.47	1.70	2.30	1.50	0.14	Tr	2.26	0.63	10.58	0.71
铜/mg	1.39	0.28	0.27	1.10	0.07	0.26	1.86	0.30	1.55	0.13
锰/mg	2.00	0.52	0.47	2.49	0.09	0.25	3.51	1.38	—	0.25

注："—"表示未测定，理论上该食物应该含有一定量该种成分；"…"或 Tr 表示未检出，或低于方法检出限，含量极微；表 $\overline{X}$ 示该条数据为几种相同食物数据的平均值。

根据表 3.4，思考并分析经常食用豆腐花会为人体补充哪些营养素；跟豆浆相比，哪个提供的营养成分更加丰富。

⚡ 任务实施

根据任务描述并结合下列表格，填写各组讨论结果，检验知识点的掌握情况。

1）以小组为单位，整理小组成员三餐食用的豆类及其制品并进行分类。

2）分析所摄入的豆类及其制品的营养价值和营养素含量，讨论是否丰富且合理。

3）以个人为单位，对所分析的内容进行总结。

知识点	问题	记录
豆类及其制品的分类	整理小组成员三餐摄入的豆类及其制品，并对其进行分类	
豆类和豆制品的营养价值	分析三餐内豆类及其制品中营养素含量并判断其营养价值	
豆类和豆制品中的营养素含量		
自我总结		

⚡ 任务点评

通过本任务的学习，对自己的知识点掌握情况做出自评。

评价内容	知识点	掌握程度 （A. 良好；B. 一般；C. 不好）	重难点总结
豆类及其制品的分类	豆类及其制品的概念		
	豆类及其制品的分类		
豆类及其制品的营养价值	大豆的营养成分		
	大豆中的抗营养因素		
豆类及其制品中的营养素含量	豆制品的营养价值		
	理解并使用常见豆类及其制品中各营养素含量表		

📖 延展阅读

豆类唱主角——联合国宣布 2016 年为"国际豆类年"

2015 年 11 月 10 日，时任联合国粮农组织总干事何塞·格拉齐亚诺·达席尔瓦在意大利首都罗马亲手把蚕豆栽种到花盆中，为以"提供丰富营养，促进可持续发展"为口号的"2016 国际豆类年"预热。

从地中海的胡姆斯豆酱，到传统的英式早餐烤豆，再到印度豆菜，在世界各地的美味佳肴中都有豆类的身影。小小的豆子为何会进入人们的视野，通过联合国大会决议成为国际年主角的呢？

1. 消除饥饿：核心力量

在联合国粮农组织的定义中，豆类指仅作为干燥种子而收获的豆科作物，如芸豆、菜豆、棉豆、蚕豆、鹰嘴豆、豇豆、黑眼豆和木豆等，不包括被分类为蔬菜的青收作物（如豌豆、青豆），以及用来榨油（如大豆和花生）和专门用于播种目的的豆科作物（如三叶草和紫花苜蓿种子）。

"豆类是确保众多人口粮食安全的重要农作物。特别是在拉丁美洲、非洲和亚洲等发展中国家，豆类是传统饮食的一部分，也是小规模农业种植的主要作物"，格拉齐亚诺说。

豆类富含多种营养素和大量蛋白质，在那些因物资匮乏无法获得肉奶制品的地区，价格低廉的豆类蛋白质是人们理想的营养来源。因此，豆类不仅是世界许多贫困地区改善饮食的主要食物，也在联合国世界粮食计划署粮食援助战略中的"食品篮"中占有一席之地。

2. 摆脱贫困：重要支柱

对农民来说，豆类是重要的作物，因为它们既可以用来出售，也可以作为家庭的主要食物。数据显示，豆类价格通常高于谷类价格2～3倍，因此，无论选择食用或出售，农民都可维持家庭的粮食安全并确保经济的稳定。

在不断变化的气候条件下，豆类因其遗传多样性，能够保证农民有机会选择新的品种进行农业生产维持生计。与此同时，在发展中国家，许多家庭特别是妇女从事与豆类相关的生产和加工，促进全球豆类消费还有助于增加收入，帮助他们摆脱贫困。

不仅如此，豆类还可以降低全球粮食系统对小麦、玉米、大米等几种主要粮食作物的过度依赖所带来的风险，创造新的投资机会。

3. 人类健康：不可或缺

"数百年来，豆类一直是人类饮食的重要组成部分"，格拉齐亚诺说，"然而，其营养价值却未能得到普遍认识，甚至经常被低估"。

豆类虽小，但其所富含的蛋白质分别是小麦和大米蛋白质含量的2倍和3倍，还富含微量元素、氨基酸和维生素B族。豆类的脂肪含量低，但富含营养和可溶性纤维，被认为是控制胆固醇和维护消化系统健康的极佳食物，其所含的大量铁和锌能够有效防治妇女和儿童贫血症。豆类不含麸质，因此也适合乳糜泻患者食用。

此外，豆类还是健康饮食中的主要成分，有助于应对肥胖症和防治糖尿病、冠心病和癌症等慢性病。

4. 生态环境：有益助手

专家表示，豆类作物的非食用部分可用作动物饲料和农业肥料。它含氮量高，不仅能够改善动物的健康状况、促进其生长，还可以提高土壤肥力、增加农作物产量，消除农作物对化肥的依赖，从而减少合成饲料、肥料的消耗，间接降低温室气体的排放量。

通过改善土壤总体健康状况，豆类为各种微生物营造了适宜的环境，可以有力地促进地下生物多样性。同时，将豆类与其他作物间作或轮作，可减少土壤侵蚀，帮助防治病虫害。

（资料来源：张明宇，2015. 特写：豆类唱主角——联合国宣布 2016 年为"国际豆类年" [EB/OL].
（2015-11-15）[2019-10-20].http://www.xinhuanet.com//world/2015-11/11/c_1117110713.htm.）

任务三 认知蔬菜、菌藻与水果的营养价值

任务目标

『知识目标』

1. 了解蔬菜、菌藻与水果的分类。
2. 熟悉常见蔬菜、菌藻与水果的营养素含量。
3. 掌握蔬菜、菌藻与水果的营养价值。

『技能目标』

1. 能够对蔬菜、菌藻与水果进行分类。
2. 能够判断出蔬菜、菌藻与水果的营养价值。
3. 能够在营养配餐中根据蔬菜、菌藻与水果的营养素含量合理使用原材料。

『职业素养目标』

培养独立分析的能力和认真、耐心的精神。

情境导入

在学习本任务之前，养老专业的同学们在网上查询了很多关于蔬菜、菌藻和水果的营养价值的资讯。"全球最健康的十大水果排名""吃什么蔬菜最健康""神秘的菌"等醒目的标题经常出现在搜索页面，但里面的内容不尽相同，所谓的排名也并无确切的科学依据，作为以后要与食品安全打交道的学生，单看网络上的这些信息肯定是不行的，所以养老专业的同学们打算以小组为单位梳理有关蔬菜、菌藻和水果等方面的知识，为以后的工作打下基础。

任务描述

1）根据本任务的学习，了解蔬菜、菌藻与水果及其分类，以小组为单位统计小组成员三餐摄入的蔬菜、菌藻与水果的种类。

2）通过学习蔬菜、菌藻与水果的营养价值，并对照常见蔬菜、菌藻与水果中各类营养成分含量表，根据所有组员三餐所摄入的蔬菜、菌藻与水果的情况，分析摄入的蔬菜、菌藻与水果的营养素和营养价值并判断是否合理。

相关知识

一、蔬菜、菌藻、水果及其分类

（一）蔬菜

据联合国粮农组织 1990 年统计，人体必需的维生素 C 的 90%、维生素 A 的 60% 来自蔬菜。此外，蔬菜中还有多种多样的植物化学物质，是人们公认的对健康有益的成分。研究发现，果蔬（图 3.4）中的营养素可以有效预防慢性、退行性疾病。

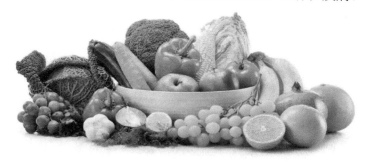

图 3.4 果蔬

关于蔬菜的定义和分类，科学界和消费者的认识不尽相同。结合中国农业科学院蔬菜学上的分类和膳食营养调查的实际应用，本书把蔬菜分为 8 个亚类，其中包括了相应的脱水蔬菜和罐头制品等。

1）根菜类，包括萝卜、胡萝卜等。

2）鲜豆类，包括菜豆、绿豆芽、黄豆芽等。

3）茄果、瓜菜类，包括茄子、番茄、甜椒、黄瓜、南瓜等。

4）葱蒜类，包括大蒜、大葱、洋葱、韭菜等。

5）嫩茎、叶、花菜类，包括大白菜、油菜、菜花、竹笋等。

6）水生蔬菜类，包括慈菇、菱角、藕、茭白等。

7）薯芋类，包括豆薯、山药、芋头、姜等。

8）野生蔬菜类，包括地肤、香椿、苜蓿、蕨菜等。

（二）菌藻

菌是没有叶绿素的单细胞植物，有球形、杆形、螺旋形，成群或连成丝状，寄生于岩石中，最早的菌化石距今 32 亿年。藻类多水生（海水及淡水），很多藻类形体很小，含叶绿素，可以自养，最古老的兰绿藻化石见于中上元古界灰岩中。例如，中国华北和东北元古界上部矽质灰岩中有圆柱状聚环藻，直径数厘米至 10 余厘米，内部现同心圆成层构造。除蓝藻外，尚有绿藻、轮藻、硅藻、甲藻、红藻等，都独立为门。硫、硅藻土、石油及一些铁、锰等矿产的形成，往往与菌藻类的活动有关。

菌类和藻类是两个不同的类别，它们均不同于一般动植物性食物，都含有丰富的蛋白质。

1. 菌类

食用菌（图 3.5）又称真菌食物，属真菌类担子菌纲，包括蘑菇、香菇、平菇、木耳等。它既不同于植物性食物，也不属于动物性食物。食用菌营养丰富，且具有高蛋白、低脂肪的特点。新鲜蘑菇含蛋白质较少，干蘑菇的蛋白质含量则高达 40%。

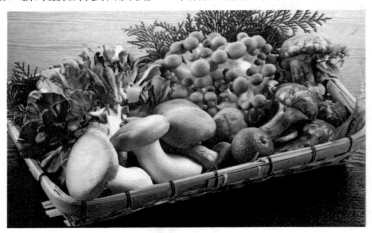

图 3.5　食用菌

2. 藻类

藻类系海洋生或海边生植物，含有丰富的蛋白质和维生素 B 族。可用作食品的藻类有 100 多种。根据藻类的生活习性，可分为浮游藻和底栖藻两大类型。浮游藻由一个细胞组成，所以也称为海洋单细胞藻。这类生物是一群具有叶绿素，能够进行光合作用，并产生有机物的自养型生物。它们是海洋中最重要的初级生产者，又是养殖鱼、虾、贝等的饲料。现在，中国海洋已记录到的浮游藻有 1817 种。栖息在海底的藻类称为底栖藻，根据其颜色，可分为三大类：绿藻类、褐藻类和红藻类。褐藻类已被大量用来制作工业上有广泛用途的褐藻胶。

（三）水果

水果是指多汁且主要味觉为甜味和酸味，可食用的植物果实。水果不但含有丰富的营养，而且能够促进消化。

我国水果种类繁多。依据果实的形态和生理特征将其分为 5 类，其罐头、凉果等制品也包括在内。

1. 仁果类

仁果类水果在植物学上多属蔷薇科，其使用部分主要是由肉质的花托发育而成，子房形成果芯，果芯内有数个小型种子。常见的仁果类水果有苹果、梨、山楂、海棠果等。

2. 核果类

核果类水果在植物学上也属蔷薇科，此类果实大都由外果皮、中果皮、内果皮构成。外果皮较薄；中果皮肉质为主要食用部分；内果皮木质化，坚硬成核，核中有仁。常见的核果类水果有桃、杏、李、樱桃、枣等。

3. 浆果类

浆果类水果果实的果浆含量丰富，其种子小而数量多，散布在果肉内。常见的浆果类水果有草莓、猕猴桃、沙棘、醋栗、石榴、无花果、柿子、桑葚等。

4. 柑橘类

柑橘类水果属芸香科柑橘属植物，其果实外果皮为革质，中果皮较疏松，内果皮多形成囊瓣。常见的柑橘类水果有橙子、柑橘、柚子、柠檬等。

5. 瓜果类

瓜果类水果指西瓜、甜瓜、哈密瓜、黄金瓜等一般作为水果食用的瓜类食物。

二、蔬菜、菌藻与水果的营养价值

（一）蔬菜的营养价值

蔬菜中的嫩叶、茎类（如油菜、苋菜、雪里蕻等）中含有丰富的胡萝卜素、抗坏血酸和核黄素，也是钙、磷、铁等各种无机盐的主要摄取对象。根菜（如土豆、山药、芋头等）中则富含淀粉（且多为直链淀粉），经人体消化分解后可提供大量糖类，同时含有较丰富的蛋白质及胡萝卜素。茄果、瓜菜（如辣椒、黄瓜、番茄等）中富含胡萝卜素和抗坏血酸。鲜豆（如扁豆、绿豆芽、黄豆芽等）中则蛋白质、糖类、钙、磷、铁和硫胺素含量水平较其他蔬菜高。

（二）菌藻的营养价值

菌藻的蛋白质含量极其丰富，因此经烹饪分解后的氨基酸使得菜肴的口味倍增，是人体摄取蛋白质的良好来源。菌藻还含有丰富的蛋白质和糖类，也是人体产生热量的良好来源。此外，一些特殊的菌藻类食物还具有一定的天然保健功能。例如，海带中富含碘，可辅助治疗地方性甲状腺肿大；银耳中富含海藻糖、多缩戊糖、甘露糖醇等肝糖原，对增强免疫力、治疗呼吸道疾病等有一定的辅助性作用。

（三）水果的营养价值

新鲜水果，尤其是酸味水果是抗坏血酸的良好来源，以鲜枣、山楂、柑橘、柠檬、柚子等含量较高，猕猴桃等野生水果则含量更高。此外，大部分颜色属黄、红色系的水果（如柑橘、杏、柿子等）中含有较多的胡萝卜素。水果同样是钙、铁、铜、锰等无机盐的很好来源。

水果中还含有一定量的果酸、不溶纤维和酶，对促进食欲、消化和排泄等都有很好的辅助作用。

值得注意的是，蔬菜和水果中大多含有大量的无机盐（因此属于碱性食物），这些无机盐离子经人类消化系统吸收后，能参与血液循环系统、神经系统的离子运输和促进代谢等，对缓解疲劳、降低血脂等也有一定的辅助作用。

三、蔬菜、菌藻与水果中的营养素含量

（一）蔬菜中的营养素含量

常见蔬菜中各营养素含量见表3.5。

表 3.5　常见蔬菜中各营养素含量（以100g可食部计）

营养素	白萝卜[莱菔]	心里美萝卜	豆角	荷兰豆	茄子（$\bar{x}$）	番茄[西红柿]	大蒜[蒜头]	大葱	大白菜（$\bar{x}$）
可食部分/%	95	88	96	88	93	97	85	82	87
水分/g	93.4	93.5	90.0	91.9	93.4	94.4	66.6	91.0	94.6
能量/kcal	23	23	34	30	23	20	128	33	18
蛋白质/g	0.9	0.8	2.5	2.5	1.1	0.9	4.5	1.7	1.5
脂肪/g	0.1	0.2	0.2	0.3	0.2	0.2	0.2	0.3	0.1
糖类/g	5.0	4.9	6.7	4.9	4.9	4.0	27.6	6.5	3.2
不溶性纤维/g	1.0	0.8	2.1	1.4	1.3	0.5	1.1	1.3	0.8
胆固醇/mg	—	—	—	—	—	—	—	—	—
无机盐/g	0.6	0.6	0.6	0.4	0.4	0.5	1.1	0.5	0.6
总维生素 A/μgRE	3	2	33	80	8	92	5	10	20
胡萝卜素/μg	20	10	200	480	50	550	30	60	120
视黄醇/μg	—	—	—	—	—	—	—	—	—
硫胺素/mg	0.02	0.02	0.05	0.09	0.02	0.03	0.04	0.03	0.04
核黄素/mg	0.03	0.04	0.07	0.04	0.04	0.03	0.06	0.05	0.05
烟酸/mg	0.3	0.4	0.9	0.7	0.6	0.6	0.6	0.5	0.6
维生素 C/mg	21	—	18	16	5	19	7	17	31
总维生素 E/mgRE	0.92	23	2.24	0.30	1.13	0.57	1.07	0.30	0.76
钙/mg	36	68	29	51	24	10	39	29	50
磷/mg	26	24	55	19	23	23	117	38	31
钾/mg	173	116	207	116	142	163	302	144	—
钠/mg	61.8	85.4	3.4	8.8	5.4	5.0	19.6	4.8	57.5
镁/mg	16	34	35	16	13	9	21	19	11
铁/mg	0.5	0.5	1.5	0.9	0.5	0.4	1.2	0.7	0.7
锌/mg	0.30	0.17	0.54	0.50	0.23	0.13	0.88	0.40	0.38
硒/μg	0.61	1.02	2.16	0.42	0.48	0.15	3.09	0.67	0.49
铜/mg	0.04	0.06	0.15	0.06	0.10	0.06	0.22	0.08	0.05
锰/mg	0.09	0.08	0.41	0.48	0.13	0.08	0.29	0.28	0.15

续表

营养素	油菜	菜花 [花椰菜]	菱角 [龙角]	藕 [莲藕]	山药 [大薯蓣]	姜 [黄姜]	蒲公英叶	苜蓿籽 [紫苜蓿籽]	掐不齐 [鸡眼草]
可食部分/%	87	82	57	88	83	95	—	—	—
水分/g	92.9	92.4	73.0	80.5	84.8	87.0	84.0	11.0	67.0
能量/kcal	25	26	101	73	57	46	53	359	110
蛋白质/g	1.8	2.1	4.5	1.9	1.9	1.3	4.8	36.4	6.1
脂肪/g	0.5	0.2	0.1	0.2	0.2	0.6	1.1	8.7	1.4
糖类/g	3.8	4.6	21.4	16.4	36.1	10.3	7.0	39.9	23.6
不溶性纤维/g	1.1	1.2	1.7	1.2	2.4	2.7	2.1	12.4	10.5
胆固醇/mg	—	—	—	—	—	—	—	—	—
无机盐/g	1.0	0.7	1.0	1.0	1.4	0.8	3.1	4.0	1.9
总维生素 A/µgRE	103	5	2	3	—	28	1225	—	2100
胡萝卜素/µg	620	30	10	20	—	170	7350	—	12 600
视黄醇/µg	—	—	—	—	—	—	—	—	—
硫胺素/mg	0.04	0.03	0.19	0.09	0.09	0.02	0.03	0.41	—
核黄素/mg	0.11	0.08	0.06	0.03	0.05	0.03	0.39	0.21	0.80
烟酸/mg	0.7	0.6	1.5	0.3	0.3	—	1.9	0.7	—
维生素 C/mg	36	61	13	44	5		47		270
总维生素 E/mgRE	0.88	0.43	—	0.73	0.24	—	0.02		
钙/mg	108	23	7	39	16	62	216	595	
磷/mg	39	47	93	58	34	22	93	520	
钾/mg	210	200	437	243	213	41	327	—	
钠/mg	55.8	31.6	5.8	44.2	81.6	9.9	76.0	—	
镁/mg	22	18	4.9	19	20	—	54	—	
铁/mg	1.2	1.1	0.6	1.4	0.3	85.0	4.0	59.5	
锌/mg	0.33	0.38	0.62	0.23	0.27	2.30	0.35	—	
硒/µg	0.79	0.73	—	0.39	0.55	3.10	—	—	
铜/mg	0.06	0.05	0.18	0.11	0.24	0.96	0.44	—	
锰/mg	0.23	0.17	0.38	1.30	0.12	10.65	0.58	—	

注：“—”表示未测定，理论上该食物应该含有一定量该种成分；$\bar{x}$ 表示该条数据为几种相同食物数据的平均值。

做一做

根据表3.5，对比大葱、姜、大蒜的营养素含量及营养价值。

（二）菌藻中的营养素含量

常见菌藻中各营养素含量见表3.6。

表3.6　常见菌藻中各营养素含量（以100g可食部计）

营养素	地衣 （水浸）	猴头菇 （罐装）	木耳（干） [黑木耳，云耳]	羊肚菌 [干狼肚]	海带（干） [江白菜，昆布]	紫菜 （干）
可食部分/%	100	100	100	100	98	100
水分/g	96.4	92.3	15.5	14.3	70.5	12.7

续表

营养素	地衣（水浸）	猴头菇（罐装）	木耳（干）[黑木耳，云耳]	羊肚菌[干狼肚]	海带（干）[江白菜，昆布]	紫菜（干）
能量/kcal	10	21	265	321	90	250
蛋白质/g	1.5	2.0	12.1	26.9	1.8	26.7
脂肪/g	Tr	0.2	1.5	7.1	0.1	1.1
糖类/g	1.8	4.9	65.6	43.7	23.4	44.1
不溶性纤维/g	1.8	4.2	29.9	12.9	6.1	21.6
胆固醇/mg	—	—	—	—	—	—
无机盐/g	1.0	0.6	5.3	8.0	4.2	15.4
总维生素 A/μgRE	37	—	17	178	40	228
胡萝卜素/μg	220	—	100	1070	240	1370
视黄醇/μg	—	—	—	—	—	—
硫胺素/mg	0.02	0.01	0.19	0.10	0.01	0.27
核黄素/mg	0.28	0.04	0.44	2.25	0.10	1.02
烟酸/mg	0.5	0.2	2.5	8.8	0.8	7.3
维生素 C/mg	…	4	—	3	…	2
总维生素 E/mgRE	2.24	0.46	11.34	3.58	0.85	1.82
钙/mg	14	19	247	87	348	264
磷/mg	53	37	292	1193	52	350
钾/mg	102	8	757	1726	761	1796
钠/mg	10.7	175.2	48.5	33.6	327.4	710.5
镁/mg	275	5	152	117	129	105
铁/mg	21.1	2.8	97.4	30.7	4.7	54.9
锌/mg	5.00	0.40	3.18	12.11	0.65	2.47
硒/μg	9.54	1.28	3.72	4.82	5.84	7.22
铜/mg	1.13	0.06	0.32	2.34	0.14	1.68
锰/mg	7.74	0.03	8.86	2.49	1.14	4.32

注："—"表示未测定，理论上该食物应该含有一定量该种成分；"…"或 Tr 表示未检出，或低于方法检出限，含量极微。

> **做一做**
>
> 　　根据表 3.6，对比木耳（干）和海带（干）的营养素含量及营养价值。

（三）水果中的营养素含量

常见水果中各营养素含量见表 3.7。

表 3.7　常见水果中各营养素含量（以 100g 可食部计）

营养素	苹果（$\bar{X}$）	梨（$\bar{X}$）	桃（$\bar{X}$）	李	葡萄（$\bar{X}$）	石榴（$\bar{X}$）	柑橘（$\bar{X}$）	哈密瓜	西瓜（$\bar{X}$）
可食部分/%	76	82	86	91	86	57	77	71	56
水分/g	85.9	85.8	86.4	90.0	88.7	79.1	86.9	91.0	93.3
能量/kcal	54	50	51	38	44	73	51	34	26
蛋白质/g	0.2	0.4	0.9	0.7	0.5	1.4	0.7	0.5	0.6

续表

营养素	苹果（$\bar{X}$）	梨（$\bar{X}$）	桃（$\bar{X}$）	李	葡萄（$\bar{X}$）	石榴（$\bar{X}$）	柑橘（$\bar{X}$）	哈密瓜	西瓜（$\bar{X}$）
脂肪/g	0.2	0.2	0.1	0.2	0.2	0.2	0.2	0.1	0.1
糖类/g	13.5	13.3	12.2	8.7	10.3	18.7	11.9	7.9	5.8
不溶性纤维/g	1.2	3.1	1.3	0.9	0.4	4.8	0.4	0.2	0.3
胆固醇/mg	—	—	—	—	—	—	—	—	—
无机盐/g	0.2	0.3	0.4	0.4	0.3	0.6	0.3	0.5	0.2
总维生素 A/μgRE	3	6	3	25	8	—	148	153	75
胡萝卜素/μg	20	33	20	150	50	—	890	920	450
视黄醇/μg	—	—	—	—	—	—	—	—	—
硫胺素/mg	0.06	0.03	0.01	0.03	0.04	0.05	0.08	…	0.02
核黄素/mg	0.02	0.05	0.03	0.02	0.02	0.03	0.04	0.01	0.03
烟酸/mg	0.2	0.3	0.7	0.4	0.2	—	0.4	…	0.2
维生素 C/mg	4	6	7	5	25	9	28	12	6
总维生素 E/mgRE	2.12	1.34	1.54	0.74	0.70	4.91	0.92	—	0.10
钙/mg	4	9	6	8	5	9	35	4	8
磷/mg	12	14	20	11	13	71	18	19	9
钾/mg	119	92	166	144	104	231	154	190	87
钠/mg	1.6	2.1	5.7	3.8	1.3	0.9	1.4	26.7	3.2
镁/mg	4	8	7	10	8	16	11	19	8
铁/mg	0.6	0.5	0.8	0.6	0.4	0.3	0.2	…	0.3
锌/mg	0.19	0.46	0.34	0.14	0.18	0.19	0.08	0.13	0.10
硒/μg	0.12	1.16	0.24	0.23	0.20	—	0.30	1.10	0.17
铜/mg	0.06	0.62	0.05	0.04	0.09	0.14	0.04	0.01	0.05
锰/mg	0.03	0.07	0.07	0.16	0.06	0.17	0.14	0.01	0.05

注："—"表示未测定，理论上该食物应该含有一定量该种成分；"…"表示未检出，或低于方法检出限，含量极微；$\bar{X}$表示该条数据为几种相同食物数据的平均值。

┌─ 做一做 ─────────────────────────────────────┐

　　按照水果的 5 个分类，将表 3.7 中的水果分类，并对比其营养素含量，分析它们各自的营养价值。

└──┘

四、水果和蔬菜的营养特点对比

　　1）蔬菜中的天然膳食纤维非常丰富，且多为不溶性粗纤维，有利于吸附肠道内的胆固醇和胆酸，能减少胆囊炎、胆石症和大肠癌的发生，对动脉粥样硬化、冠心病的防治也有利。

　　2）水果中的矿物质和微量元素不如蔬菜丰富，维生素 B 族、维生素 A 的含量也相对较低，所以如果完全以水果代替蔬菜，有可能会造成以上几种维生素和微量元素的缺乏。

　　3）水果含有丰富的果糖，热量效应远远超过蔬菜，因此吃同样数量的水果和蔬菜，水果更容易促使肥胖超重。糖尿病患者和肥胖者，应该严格控制吃水果的量，而蔬菜则相对安全些。

4）与水果相比，蔬菜属于碱性食品，能够更有效地调整机体内环境平衡，缓解疲劳、排泄毒素。水果因含有鞣酸，调节人体内环境的效果要差一些。

任务实施

根据任务描述并结合下列表格，填写各组讨论结果，检验知识点的掌握情况。

1）以小组为单位，整理小组成员三餐食用的蔬菜、菌藻与水果并进行分类。

2）分析所摄入的蔬菜、菌藻与水果的营养价值和营养素含量，讨论是否丰富且合理。

3）以个人为单位，对所分析的内容进行总结。

知识点	问题	记录
蔬菜、菌藻与水果及其分类	整理小组成员三餐摄入的蔬菜、菌藻与水果，并对其进行分类	
蔬菜、菌藻与水果的营养价值	分析三餐内蔬菜、菌藻与水果中营养素含量并判断其营养价值	
蔬菜、菌藻与水果的营养素含量		
自我总结		

任务点评

通过本任务的学习，对自己的知识点掌握情况做出自评。

评价内容	知识点	掌握程度（A. 良好；B. 一般；C. 不好）	重难点总结
蔬菜、菌藻与水果及其分类	蔬菜、菌藻与水果的概念		
	蔬菜、菌藻与水果的分类		
蔬菜、菌藻与水果的营养价值	蔬菜的营养价值		
	菌藻的营养价值		
	水果的营养价值		
蔬菜、菌藻与水果中的营养素含量	理解并使用常见蔬菜、菌藻与水果中各营养素含量表		
水果和蔬菜的营养特点对比	水果和蔬菜的营养特点对比		

延展阅读

猴头菇的营养价值与食用功效

猴头菇（图3.6）是中国传统的名贵食材，肉嫩、味香、鲜美可口，有"山珍猴头、海味燕窝"之称。这种齿菌科的菌类，菌伞表面长有毛茸状肉刺，长1～3cm，它的子实体圆而厚，新鲜时白色，干后由浅黄色至浅褐色，基部狭窄或略有短柄，上部膨大，直径为3.5～10cm，远远望去似金丝猴头，故称"猴头菇"，又像刺猬，故又有"刺猬菌"之称。猴头菇是鲜美无比的山珍，菌肉鲜嫩，香醇可口，有"素中荤"之称。

猴头菇是一种木腐食用菌，一般生长在麻栎、山毛栎、栓皮栎、青刚栎、蒙古栎和胡桃科的胡桃倒木及活树虫孔中，悬挂于枯干或活树的枯死部分。野生猴头菇大多生长在深山密林中，在平原和丘陵地区很少见到。

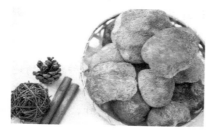

图 3.6　猴头菇

猴头菇是食用蘑菇中名贵的品种。野生猴头菇多生长在柞树等树干的枯死部位，喜欢低湿。东北各省和河南、河北、西藏、山西、甘肃、陕西、内蒙古、四川、湖北、广西、浙江等省（自治区）都有出产，其中以东北大兴安岭、西北天山和阿尔泰山、西南横断山脉、西藏喜马拉雅山等林区尤多。

猴头菇在营养学方面有如下特点。

1）猴头菇是一种高蛋白、低脂肪、富含矿物质和维生素的优良食品。

2）猴头菇含不饱和脂肪酸，能降低血胆固醇和甘油三酯含量，调节血脂，利于血液循环，是心血管病患者的理想食品。

3）猴头菇含有的多糖体、多肽类及脂肪物质，能抑制癌细胞中遗传物质的合成，从而预防和辅助治疗消化道癌症及其他恶性肿瘤。

4）猴头菇中含有多种氨基酸和丰富的多糖体，能助消化，对胃炎、胃癌、食管癌、胃溃疡、十二指肠溃疡等消化道疾病的辅助治疗效果令人瞩目。

5）猴头菇具有提高肌体免疫力的功能，可延缓衰老。

（资料来源：佚名，2014. 猴头菇[EB/OL].（2014-07-13）[2019-10-15].
http://www.360doc.com/content/14/0713/20/358381_394178841.shtml.）

任务四　认知禽畜类原料的营养价值

任务目标

『知识目标』

1. 了解禽畜类原料的分类。
2. 熟悉禽畜类原料的营养素含量。
3. 掌握禽畜类原料的营养价值。

『技能目标』

1. 能够对禽畜类原料进行分类。
2. 能够判断出禽畜类原料的营养价值。
3. 能够在营养配餐中根据禽畜类原料的营养素含量合理使用原材料。

『职业素养目标』

培养独立分析的能力和认真思考的态度。

情境导入

肉作为食物，在人们的一般概念中，享有一种特殊的地位。较之谷类、蔬菜、水果等其他类的主要食物，肉类往往被认为是更为高级、更为难得的食物，古代和近代乃至20世纪前半叶尤其如此；而进入20世纪后半叶，肉的消费量比起过去已有很大幅度的增长。

但现在社会中有一普遍现象，很多缺乏基础生物和食物原材料常识的人群在减肥期间完全不摄入肉类，对专业学习食品原材料知识的学生来说，是非常不认可这种错误的饮食习惯的。那么，肉类到底有哪些蔬菜、水果和其他植物不具有的营养价值和元素呢？

任务描述

1）根据本任务的学习，了解禽畜类原料及其分类，以小组为单位统计小组成员三餐摄入的禽畜类原料的种类。

2）通过学习禽畜类原料的营养价值，并对照常见禽畜类原料中各营养素含量表，根据所有组员三餐所摄入的禽畜类原料的情况，分析摄入的禽畜类原料的营养素和营养价值并判断是否合理，并与其他任务中的食品原材料营养价值做对比。

相关知识

一、畜禽类及其分类

（一）畜类

常见的家畜有猪、牛、羊、驴、马等，并按此常规将家畜分为相应亚类。

畜的各部位主要分为头部、躯干和四肢，各部位的命名主要以骨为基础。肉（图3.7）和肉制品包括动物的骨骼肌，也包括它们的腺体和器官（如舌头、肝脏、心脏、肾脏和脑等）。

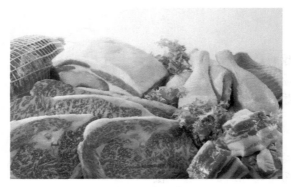

图3.7 食用肉

肉的质量分级一般基于 3 个因素：胴体的成熟度、脂肪花纹度和肌肉坚实度。颜色也是一个参考依据。这些因素导致肉的产量、嫩度、风味、烹调过程中营养素的损失及总体质量大不相同。

（二）禽类

常见的家禽有鸡、鸭、鹅、火鸡等，并按此常规将家禽分成相应的亚类。

家禽的分割与家畜大致相同，主要分为头部、躯干、翅膀和内脏等。

市场上对家禽的等级评定一般是基于生长年限和体重，主要考虑的是烹饪加工方面的鲜嫩度。

一般来说，人食用畜肉的量远大于禽肉，这应该是兽类的体型远大于禽类，能产生更多的肉的缘故。

二、畜禽类的营养价值

畜禽类包括畜肉、禽肉。畜肉有猪肉、牛肉、羊肉、兔肉等，禽肉有鸡肉、鸭肉、鹅肉等。畜禽类含有丰富的蛋白质、脂肪和维生素 B 族、矿物质，是人类的重要食品。

畜禽类食品包括牲畜的肌肉、内脏及其制品。它们能够提供人体所必需的氨基酸、脂肪酸、无机盐和维生素。肉类营养丰富，易吸收，滋味鲜美，可烹调成多种多样为人所喜爱的菜肴，是食用价值很高的食品。

（一）畜类的营养价值

畜肉蛋白质含量为 10%～20%，其中肌浆中蛋白质占 20%～30%，肌原纤维中蛋白质占 40%～60%，间质蛋白占 10%～20%。

畜肉蛋白质必需氨基酸充足，在种类和比例上接近人体需要，利于消化吸收，是优质蛋白质。但间质蛋白的主要成分是胶原蛋白和弹性蛋白，其中色氨酸、酪氨酸、甲硫氨酸含量少，蛋白质利用率低。畜肉中含有能溶于水的含氮浸出物，使肉汤具有鲜味。

一般畜肉的脂肪含量为 10%～36%，肥肉的脂肪含量高达 90%，脂肪在动物体内的分布，随肥瘦程度、部位有很大差异。

畜肉类脂肪以饱和脂肪酸为主，熔点较高，主要成分为甘油三酯，含少量卵磷脂、胆固醇和游离脂肪酸。胆固醇在肥肉中的含量为 109mg/100g，在瘦肉中的含量为 81mg/100g，在内脏中的含量约为 200mg/g，在脑中的含量最高，约为 2571mg/100g。

畜类食物的糖类主要以糖原形式存在于肝脏和肌肉中。

畜类食物中无机盐含量为 0.8～1.2mg/g，其中钙含量为 7.9mg/g，含铁、磷较高，铁以血红素形式存在，不受食物其他因素影响，生物利用率高，是膳食铁的良好来源。

畜肉中维生素 B 族含量丰富，内脏如肝脏中富含维生素 A、核黄素。

（二）禽类的营养价值

禽肉的营养价值与畜肉相似，不同点在于脂肪含量少，熔点低（20～40℃）。禽肉含有 20%的亚油酸，易于消化吸收。禽肉蛋白质含量约为 20%，其氨基酸组成接近人体需要，禽肉含氮浸出物较多。

三、畜类食物中的营养素含量（以猪类为例）

猪类食物中各营养素含量见表 3.8。

表 3.8　猪类食物中各营养素含量（以 100g 可食部计）

营养素	猪肉 （肥瘦）（$\bar{X}$）	猪大肠	猪耳	猪头皮	猪肝	猪脑	猪舌 [猪口条]	猪肾 [猪腰子]	猪血
可食部分/%	100	100	100	100	99	100	94	92	100
水分/g	46.8	73.6	69.4	30.6	70.7	78.0	63.7	75.0	85.8
能量/kcal	395	196	176	499	129	131	233	137	55
蛋白质/g	13.2	6.9	19.1	11.8	19.3	10.8	15.7	16.0	12.2
脂肪/g	37.0	18.7	11.1	44.6	3.5	9.8	18.1	8.1	0.3
糖类/g	2.4	0	0	12.7	5.0	0	1.7	0	0.9
不溶性纤维/g	—	—	—	—	—	—	—	—	—
胆固醇/mg	80	137	92	304	288	2571	158	—	51
无机盐/g	0.6	0.8	0.4	0.3	1.5	1.6	0.8	0.9	0.8
总维生素 A/μgRE	18	7	…	—	4972	…	15	46	—
胡萝卜素/μg	—	—	—	—	—	—	—	—	—
视黄醇/μg	18	7	…	—	4972	…	15	46	—
硫胺素/mg	0.22	0.06	0.01	0.10	0.21	0.11	0.13	0.29	0.03
核黄素/mg	0.16	0.11	0.09	0.05	2.08	0.19	0.30	0.69	0.04
烟酸/mg	3.5	1.9	3.5	—	15.0	2.8	4.6	8.0	0.3
维生素 C/mg	—	—	—	—	20	—	—	13	—
总维生素 E/mgRE	0.35	0.50	0.85	0.15	0.86	0.96	0.73	0.34	0.20
钙/mg	6	10	6	13	6	30	13	12	4
磷/mg	162	56	28	37	310	294	163	215	16
钾/mg	204	44	58	62	235	259	216	217	56
钠/mg	59.4	116.3	68.2	72.4	68.6	130.7	79.4	134.2	56.0
镁/mg	16	8	3	56	24	10	14	22	5
铁/mg	1.6	1.0	1.3	1.7	22.6	1.9	2.8	6.1	8.7
锌/mg	2.06	0.98	0.35	1.18	5.78	0.99	2.12	2.56	0.28
硒/μg	11.97	16.95	4.02	—	19.21	12.65	11.74	111.77	7.94
铜/mg	0.06	0.06	Tr	0.08	0.65	0.32	0.18	0.58	0.10
锰/mg	0.03	0.07	0.01	1.25	0.26	0.03	0.04	0.16	0.03

注："—"表示未测定，理论上该食物应该含有一定量该种成分；"…"或 Tr 表示未检出，或低于方法检出限，含量极微；$\bar{X}$ 表示该条数据为几种相同食物数据的平均值。

┌─ 做一做 ─────────────────────────────────┐

　　思考并计算外面餐厅一份正常分量的毛血旺（加 100g 绿豆芽和 100g 油菜）能为我们提供的营养素，并简述这道菜的营养价值。

└──────────────────────────────────────┘

四、禽类食物中的营养素含量（以鸡类为例）

鸡类食物中各营养素含量见表3.9。

表 3.9　鸡类食物中各营养素含量（以 100g 可食部计）

营养素	鸡（$\bar{X}$）	鸡肝	鸡胗[鸡胗]	鸡胸脯肉	鸡心	鸡血	鸡爪	鸡腿	鸡翅
可食部分/%	66	100	100	100	100	100	60	69	69
水分/g	69.0	74.4	73.1	72.0	70.8	87.0	56.4	70.2	65.4
能量/kcal	167	121	118	133	172	49	254	181	194
蛋白质/g	19.3	16.6	19.2	19.4	15.9	7.8	23.9	16.0	17.4
脂肪/g	9.4	4.8	2.8	5.0	11.8	0.2	16.4	13.0	11.8
糖类/g	1.3	2.8	4.0	2.5	0.6	4.1	2.7	0	4.6
不溶性纤维/g	—	—	—	—	—	—	—	—	—
胆固醇/mg	106	356	174	82	194	170	103	162	113
无机盐/g	1.0	1.4	0.9	1.1	0.9	0.9	0.6	0.8	0.8
总维生素 A/μgRE	48	10414	36	16	910	56	37	44	68
胡萝卜素/μg									
视黄醇/μg	48	10414	36	16	910	56	37	44	68
硫胺素/mg	0.05	0.33	0.04	0.07	0.46	0.05	0.01	0.02	0.01
核黄素/mg	0.09	1.10	0.09	0.13	0.26	0.04	0.13	0.14	0.11
烟酸/mg	5.6	11.9	3.4	10.8	11.5	0.1	2.4	6.0	5.3
维生素 C/mg	—	—	—	—	—	—	—	—	—
总维生素 E/mgRE	0.67	1.88	0.87	0.22	—	0.21	0.32	0.03	0.25
钙/mg	9	7	7	3	54	10	36	6	8
磷/mg	156	263	135	214	176	68	76	172	161
钾/mg	251	222	272	338	220	136	108	242	205
钠/mg	63.3	92.0	74.8	34.4	108.4	208.0	169.0	64.4	50.8
镁/mg	19	16	15	28	11	4	7	34	17
铁/mg	1.4	12.0	4.4	0.6	4.7	25.0	1.4	1.5	1.3
锌/mg	1.09	2.40	2.76	0.51	1.94	0.45	0.90	1.12	1.12
硒/μg	11.75	38.55	10.54	10.50	4.10	12.13	9.95	12.40	10.98
铜/mg	0.07	0.32	2.11	0.06	0.27	0.03	0.05	0.09	0.05
锰/mg	0.03	0.24	0.06	0.01	0.04	0.03	0.03	0.03	0.03

注："—"表示未测定，理论上该食物应该含有一定量该种成分；X 表示该条数据为几种相同食物数据的平均值。

做一做

根据表 3.9，将鸡肉与猪肉的营养素含量和营养价值做简单的对比，并找出差异之处。

任务实施

根据任务描述并结合下列表格，填写各组讨论结果，检验知识点的掌握情况。

1）以小组为单位，整理小组成员三餐食用的禽畜类原料并进行分类。

2）分析所摄入的禽畜类原料的营养价值和营养素含量，讨论是否丰富且合理。

3）以个人为单位，对所分析的内容进行总结。

知识点	问题	记录
畜禽类及其分类	整理小组成员三餐摄入的畜禽类原料，并对其进行分类	
畜禽类的营养价值	分析三餐内畜禽类中营养素含量并判断其营养价值	
畜禽类的营养素含量		
自我总结		

任务点评

通过本任务的学习，对自己的知识点掌握情况做出自评。

评价内容	知识点	掌握程度 （A. 良好；B. 一般；C. 不好）	重难点总结
畜禽类及其分类	畜类与禽类的概念		
	畜类与禽类的分类		
畜禽类的营养价值	畜类的营养价值		
	禽类的营养价值		
畜禽类食物中的营养素含量	理解并使用畜类与禽类食物中各营养素含量表		

延展阅读

肉类食物与人体健康

你是否被告知过应该尽量避免食用肉类，以保持身体健康？不同研究已经证明，以肉类食品为主的人平均寿命相对较短。许多保健书籍或许告诉过你，它们含有大量饱和脂肪酸，因此会增加患心脏病的风险。加工肉类食品更糟糕，因为它们含有硝酸盐，可以转换为亚硝基化合物，这是一种致癌物质。

所以你打算放弃吃肉了吗？探讨肉类食品的营养价值可以帮助你确定吃多少最合适，以及怎样吃才对健康有好处。

历史告诉我们，肉类消费已成为一部分人的饮食习惯。这是因为它很容易获得，且美味，而且可以提供人体需要的营养。肉食的重要性在于它填补了不能被忽视的营养平衡空缺。它们含有的很多营养素难以从其他形式的食物获得。蛋白质、锌、铁和维生素B_{12}是我们可以从肉中得到的重要营养物质。

尽管人们被告知应该重新建立饮食结构，用更多植物性食品替代肉食，但实际上，肉类食物的营养比植物的更容易被人体吸收，特别是精瘦肉，具有大量高品质蛋白质。

吃肉实际上是对人体健康有好处的，应该减少的是饱和脂肪酸和反式脂肪酸数量。完全断绝肉食，并找到同样适合的替代品需要付出巨大努力。因此，我们没有必要完全放弃喜欢吃的肉类食品，但只是吃好的部分，再配合其他健康食品，就能够保证获得均衡饮食。为了保持身体健康，可以采取适当的肉类消费，并增加大量蔬菜和水果的方式。事实上，肉类食物营养比一部分其他食物营养更为重要，例如面包，只含不是很重要的碳水化合物。

肉类食品的营养对于中年女性非常重要，因为它对她们的健康起着关键作用。和大家普遍认为的相反，中年女性消费肉类并不会让她们变胖，也不会影响骨密度。最近的研究表明，蛋白质和钙仍然是中老年女性非常需要的营养。实际上，年轻女性也可以从消费肉食中获得好处，因为肉食中含有大量铁，对贫血的人有很大好处。

和吃任何东西一样，吃肉也应该有节制，关键是要让身体获得均衡营养。此外，加上体育锻炼，就可以保持健康和长寿。

（资料来源：MEILIN，2019. 肉类食品的营养价值[EB/OL].（2019-12-11）[2019-12-15].
http://www.ew9z.com/roulei-shipin-yingyang.html.）

任务五　认知水产类原料的营养价值

任务目标

『知识目标』

1. 了解水产类原料的分类。
2. 熟悉水产类原料的营养素含量。
3. 掌握水产类原料的营养价值。

『技能目标』

1. 能够对水产类原料进行分类。
2. 能够判断出水产类原料的营养价值。
3. 能够在营养配餐中根据水产类原料的营养素含量合理使用原材料。

『职业素养目标』

培养独立分析的能力和认真思考的态度。

情境导入

小轩计划在 10 月份螃蟹最好吃的时候跟同学一起去青岛玩，现在提前在做旅游攻略。从小在内陆城市长大的小轩对各种各样新奇的海产品充满好奇，不管是海胆、墨鱼饺子，还是可以吃的海星，都在诱惑着小轩，小轩打算认认真真地做一次"美食全攻略"，把所有的水产品都整理出来，同时对自己一周的水产品饮食进行记录。

任务描述

1）根据本任务的学习，了解水产类原料及其分类，记录自己一周摄入的水产类原料的种类。

2）通过学习水产类原料的营养价值，并对照常见水产类原料中各类营养素含量表，根据自己一周摄入的水产类原料的情况，分析摄入的水产类原料的营养素和营养价值并判断是否合理。

相关知识

水产品是海洋和淡水渔业生产的水产动植物产品及其加工产品的总称，包括捕捞和养殖生产的鱼、虾、蟹、贝、藻类、海兽等鲜活品，以及经过冷冻、腌制、干制、熏制、熟制、罐装和综合利用的加工产品。水产类食品营养丰富，风味各异。低值鱼类和加工废弃物等制成的鱼粉、浓鱼汁等是重要的蛋白质饲料。利用水产动植物制成的蛋白质水鲜产品，如油脂、胶类、维生素、激素和其他制品，是有多种用途的化工、医药用品。

一、水产类及其分类

从水中获得的食品习惯上被称为水产品。此处主要包括一些水产动物性食物，按照品种分为以下几个亚类。

1）鱼类，包括草鱼、鲤鱼、鳟鱼等各种鱼和鱼罐头、鱼片干等加工制品。
2）虾类，包括白米虾、对虾、基围虾等各种虾和虾仁、虾脑酱等加工制品。
3）蟹类，包括海蟹、河蟹等各种蟹。
4）贝类，包括鲍鱼、蛏、扇贝、牡蛎及各种蛤蜊、蚶、螺等。
5）其他类，包括海参、海蜇、鱿鱼等软体动物。

二、水产类的营养价值

（一）鱼类的营养价值

鱼类（图 3.8）富含维生素 A 和维生素 E，其中含量较高的为鳗鱼，其维生素 A 和维生素 E 的含量分别是普通鱼类的 60 倍和 9 倍。丰富的维生素 A 和维生素 E 对预防近视、保护肝脏、增强免疫力等有很大益处。此外，鱼类中含有大量的钙类无机盐，对增强骨质、预防骨质疏松有一定的效果。鱼类的皮、肉中含有丰富的胶原蛋白，可以美容养颜、延缓衰老。

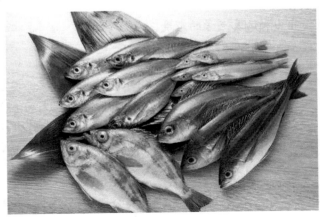

图 3.8　鱼类

（二）虾类的营养价值

虾是一种蛋白质非常丰富、营养价值很高的食物。其维生素 A、胡萝卜素和无机盐含量比较高，而脂肪含量低，且多为不饱和脂肪酸，适合动脉粥样硬化和冠心病患者食用。另外，虾的肌纤维比较细，组织蛋白质的结构松软，水分含量较多，所以肉质细嫩，容易消化吸收，适合病人、老年人和儿童食用。

不同的虾除了口味的差异外，营养价值其实相当。海虾由于肉的韧性好，吃起来有嚼劲，其口感比河虾要好一些。我国常见的海虾有 500 多种，不同的品种在各地的称呼也有所不同，常见的有龙虾、对虾、皮皮虾、白虾、基围虾、虾米等。

（三）蟹类的营养价值

蟹类营养丰富，含有多种维生素，其中维生素 A 高于其他陆生及水生动物，维生素 B_2 是肉类的 5～6 倍，比鱼类高出 6～10 倍，比蛋类高出 2～3 倍。维生素 B_1 及磷的含量比一般鱼类高出 6～10 倍。每 100g 螃蟹可食部分含蛋白质 17.5g、脂肪 2.8g、磷 182mg、钙 126mg、铁 2.8mg。螃蟹壳除含丰富的钙外，还含有蟹红素、蟹黄素等。

（四）贝类的营养价值

贝类富含蛋白质、碳水化合物、核黄素和钙、磷、铁等多种营养成分，蛋白质含量高达 61.8%，为鸡肉、牛肉、鲜对虾的 3 倍。无机盐的含量远在鱼翅、燕窝之上。干贝含丰富的谷氨酸钠，味道极鲜。与新鲜扇贝相比，干贝的腥味大减。干贝具有滋阴补肾、和胃调中的功能，适于头晕目眩、咽干口渴、虚痨咳血、脾胃虚弱者食用，常食有助于降血压、降胆固醇、补益健身。研究表明，贝类还具有抗癌、软化血管、防止动脉粥样硬化等功效。

（五）其他类的营养价值

鱿鱼中含有丰富的钙、磷、铁元素，对骨骼发育和造血十分有益，可预防贫血。鱿鱼除了富含蛋白质及人体所需的氨基酸外，还是含有大量牛磺酸的一种低热量食品。它可抑制血中的胆固醇含量，预防成人病，缓解疲劳，恢复视力，改善肝脏功能。其含的多肽和硒等微量元素有抗病毒、抗射线作用。中医认为，鱿鱼有滋阴养胃、补虚润肤的功能。

海参含胆固醇脂肪低，适合高血压、冠心病、肝炎患者及老年人，常食有助于治病强身。海参所含的微量元素，有助于增强造血功能、延缓肌肉的衰老，对糖尿病、胃溃疡等也有良效。

三、水产类中的营养素含量

常见水产类中各营养素含量见表 3.10。

表 3.10　常见水产类中各营养素含量（以 100g 可食部计）

营养素	草鱼 [白鲩]	黄鳝 [鳝鱼]	沙丁鱼 [沙鲻]	鲑鱼子酱 [大马哈鱼子酱]	白米虾 [水虾米]	刺蛄	龙虾	虾脑酱	海蟹
可食部分/%	58	67	67	100	57	14	46	100	55
水分/g	77.3	78.0	78.0	49.4	77.3	81.2	77.6	58.4	77.1

续表

营养素	草鱼[白鲩]	黄鳝[鳝鱼]	沙丁鱼[沙鲻]	鲑鱼子酱[大马哈鱼子酱]	白米虾[水虾米]	刺蛄	龙虾	虾脑酱	海蟹
能量/kcal	113	89	89	252	81	77	90	100	95
蛋白质/g	16.6	18.0	19.8	10.9	17.3	16.0	18.9	15.2	13.8
脂肪/g	5.2	1.4	1.1	16.8	0.4	1.4	1.1	4.3	2.3
糖类/g	0	1.2	0	14.4	2.0	0	1.0	0	4.7
不溶性纤维/g	—	—	—	—	—	—	—	—	—
胆固醇/mg	86	126	158	—	103	98	121	249	125
无机盐/g	1.1	1.4	1.3	8.5	3.0	1.4	1.4	22.1	2.1
总维生素 A/μgRE	11	50	—	111	54	—	···	···	30
胡萝卜素/μg	—	—	—	—	—	—	—	—	—
视黄醇/μg	11	50	—	111	54	—	···	···	30
硫胺素/mg	0.04	0.06	0.01	0.33	0.05	0.03	Tr	Tr	0.01
核黄素/mg	0.11	0.98	0.0	0.19	0.03	0.18	0.03	0.29	0.10
烟酸/mg	2.8	3.7	2.0	0.5	—	3.0	4.3	3.89	2.5
维生素 C/mg	—	—	—	—	—	—	—	—	—
总维生素 E/mgRE	2.03	1.34	0.26	12.25	3.34	—	3.58	1.78	2.99
钙/mg	38	42	184	23	403	—	21	667	208
磷/mg	203	206	183	359	267	283	221	146	142
钾/mg	312	263	136	171	255	181	257	111	232
钠/mg	46.0	70.2	91.5	2881.0	90.7	86.8	190.0	1790.0	260.0
镁/mg	31	18	30	73	26	21	22	53	47
铁/mg	0.8	2.5	1.4	2.8	2.1	14.5	1.3	8.7	1.6
锌/mg	0.87	1.97	0.16	2.69	2.03	0.56	2.79	3.65	3.32
硒/μg	6.66	34.56	48.95	203.09	—	—	39.36	21.45	85.65
铜/mg	0.05	0.05	0.02	0.60	0.99	0.91	0.54	1.60	1.67
锰/mg	0.05	2.22	0.07	0.05	0.25	—	···	1.87	0.18

营养素	河蟹	鲍鱼[杂色鲍]	蛏子	扇贝（干）[干贝]	海参	鱿鱼（水浸）	螺蛳	乌鱼蛋	章鱼[真蛸]
可食部分/%	42	65	57	100	100	98	37	73	100
水分/g	75.8	77.5	88.4	27.4	77.1	81.4	83.3	85.3	86.4
能量/kcal	103	84	40	264	78	75	59	66	52
蛋白质/g	17.5	12.6	7.3	55.6	16.5	17.0	7.5	14.1	10.6
脂肪/g	2.6	0.8	0.3	2.4	0.2	0.8	0.6	1.1	0.4
糖类/g	2.3	6.6	2.1	5.1	2.5	0	6.0	0	1.4
不溶性纤维/g	—	—	—	—	—	—	—	—	—
胆固醇/mg	267	242	131	348	51	—	86	243	114
无机盐/g	1.8	2.5	1.9	9.5	3.7	0.8	2.6	0.9	1.2
总维生素 A/μgRE	389	24	59	11	···	16	···	—	7
胡萝卜素/μg	—	—	—	—	—	—	—	—	—
视黄醇/μg	389	24	59	11	···	16	···	Tr	7
硫胺素/mg	0.06	0.01	0.02	Tr	0.03	···	Tr	0.01	0.07

续表

营养素	河蟹	鲍鱼 [杂色鲍]	蛏子	扇贝 （干）[干贝]	海参	鱿鱼 （水浸）	螺蛳	乌鱼蛋	章鱼 [真蛸]
核黄素/mg	0.28	0.16	0.12	0.21	0.04	0.03	0.28	0.04	0.13
烟酸/mg	1.7	0.2	1.2	2.5	0.1	…	2.0	2.0	1.4
维生素 C/mg	—	—	—	—	—	—	—	—	—
总维生素 E/mgRE	6.09	2.20	0.59	1.53	3.14	0.94	0.43	10.54	0.16
钙/mg	126	266	134	77	285	43	156	11	22
磷/mg	182	77	114	504	28	60	98	99	106
钾/mg	181	136	140	969	43	16	75	201	157
钠/mg	193.5	2011.7	175.9	306.4	502.9	134.7	252.6	126.8	288.1
镁/mg	23	59	35	106	149	61	178	21	42
铁/mg	2.9	22.6	33.6	5.6	13.2	0.5	1.4	0.3	1.4
锌/mg	3.68	1.75	2.01	5.05	0.63	1.36	10.27	1.27	5.18
硒/μg	56.72	21.38	55.14	76.35	63.93	13.65	16.95	37.97	41.86
铜/mg	2.97	0.72	0.38	0.10	0.05	0.20	1.52	0.22	9.00
锰/mg	0.42	0.40	11.93	0.43	0.76	0.06	1.05	0.04	0.40

注："—"表示未测定，理论上该食物应该含有一定量该种成分；"…"或 Tr 表示未检出，或低于方法检出限，含量极微。

做一做

根据表 3.10，对比河蟹和海蟹的营养素含量及营养价值。

任务实施

根据任务描述并结合下列表格，填写各组讨论结果，检验知识点的掌握情况。

1）以个人为单位，统计一周食用的水产类原料并进行分类。

2）分析所摄入的水产类原料的营养价值和营养素含量，讨论是否丰富且合理。

3）以个人为单位，对所分析的内容进行总结。

知识点	问题	记录
水产类及其分类	统计自己一周内摄入的水产类原料，并对其进行分类	
水产类的营养价值	分析三餐内水产类原料中营养素含量并判断其营养价值	
水产类的营养素含量		
自我总结		

任务点评

通过本任务的学习，对自己的知识点掌握情况做出自评。

评价内容	知识点	掌握程度 （A．良好；B．一般；C．不好）	重难点总结
水产类及其分类	水产类的概念		
	水产类的分类		

续表

评价内容	知识点	掌握程度 （A. 良好；B. 一般；C. 不好）	重难点总结
水产类的营养价值	鱼类的营养价值		
	虾类的营养价值		
	蟹类的营养价值		
	贝类的营养价值		
	其他类的营养价值		
水产类中的营养素含量	理解并使用常见水产类中各营养素含量表		

📖 延展阅读

鱼、虾、蟹、贝的营养学意义

鱼、虾、蟹、贝统称为海鲜，属于健康食品。海鲜中除富高蛋白、钙质与铁质外，还含有许多微量矿物质，如铬、钴、铜、碘、硒、硫、锌等，这几种营养素主要负责体内的代谢，并且维持重要的生理功能。

1. 鱼的营养学意义

大多数人知道吃鱼有好处，如鱼富含 ω-3 脂肪酸对心脏的健康有益。那么，我们应该经常食用养殖鱼呢，还是野生鱼呢？哪个对人类的健康更有益呢？

鱼类一般是低热量食物，是良好的家禽和肉类的替代品；鱼也是矿物质、蛋白质和一些维生素的很好来源。有些种类的鱼，如鲑鱼、鲭鱼和鲱鱼富含 ω-3 脂肪酸；ω-3 脂肪酸能够降低冠状动脉疾病的患病风险；也可以防止心律失常，有助于降低血压水平。

养殖鱼与野生鱼对人类健康的益处及风险存在一些细微的差异。养殖鱼也含有 ω-3 脂肪酸，且含量与野生鱼体内的相似；它们往往还含有更多的脂肪及热量。然而，养殖鱼更容易获得，成本较低。

2. 虾的营养学意义

虾的营养学意义分析如下。

1）虾营养丰富，且肉质松软，易消化，对身体虚弱及病后需要调养的人是极好的食物。

2）虾中含有丰富的镁，镁对心脏活动具有重要的调节作用，能很好地保护心血管系统，它可减少血液中胆固醇含量，防止动脉粥样硬化，同时还能扩张冠状动脉，有利于预防高血压及心肌梗死。

3）虾的通乳作用较强，并且富含磷、钙，对小儿、孕妇尤有补益功效。

4）日本大阪大学的科学家最近发现，虾体内的虾青素有助于消除因时差反应而产生的"时差症"。

3. 蟹的营养学意义

螃蟹肉质鲜美肥嫩，其营养价值很高。据测定，每 100g 蟹肉，含有蛋白质 14g、脂肪 2.6～5.9g、钙 130～140mg、磷 150～190mg，还有硫胺素、核黄素及碳水化合物等。

螃蟹深受人们的青睐，不仅因为它具有丰富的营养价值，而且因为它具有较高的药用价值。《本草纲目》中记载：螃蟹具有舒筋益气、理胃消食、通经络、散诸热、散淤血之功效。

蟹肉味咸性寒，有清热、散淤、滋阴之功，可治疗跌打损伤、筋伤骨折、过敏皮炎。蟹壳煅灰，调以蜂蜜，外敷可治黄蜂蜇伤或其他无名肿毒。

蟹肉对于高血压、动脉粥样硬化、脑血栓、高脂血症有较好的作用，经常食用可以补充必需的各种微量元素。蟹肉与蟹黄在成分上是有区别的。

4. 贝的营养学意义

贝类食品属于高蛋白低脂肪产品，其蛋白质的氨基酸组成比较全面，因此，其营养价值较高。

贝类软体动物中，含一种具有降低血清胆固醇作用的代尔太 7-胆固醇和 24-亚甲基胆固醇，它们兼有抑制胆固醇在肝脏合成和加速排泄胆固醇的独特作用，从而使体内胆固醇下降。它们的功效比常用的降胆固醇的药物谷固醇更强。人们在食用贝类食物后，常有一种清爽宜人的感觉，这对解除一些烦恼症状无疑是有益的。

贝类富含蛋白质、维生素及人体必需的氨基酸和微量元素，是典型的高蛋白、低脂肪、高钙质的天然动物性保健食品。贝类还含有丰富的维生素 A、蛋白质、铁和钙等营养。

（资料来源：根据相关海鲜类营养书籍整理得到。）

任务六　认知调味品的营养价值

任务目标

『知识目标』

1. 了解调味品的分类。
2. 熟悉调味品的营养素含量。
3. 掌握调味品的营养价值。

『技能目标』

1. 能够对调味品进行分类。
2. 能够判断出调味品的营养价值。
3. 能够在营养配餐中根据调味品的营养素含量合理使用原材料。

『职业素养目标』

培养独立分析的能力和认真思考的态度。

情境导入

调味品是一种神奇的存在，它可以让无味的食材变得灵动鲜活，也可以将食材中不好的味道或成分掩盖甚至祛除。但是调味品本身是经过不同的处理方法得到的，比如发酵腌制的腐乳，过滤结晶的海盐，还有精心研磨的黑胡椒粉和精心搭配出来的咖喱……

调味品不仅是一道菜的基础，其相互之间的配比也变成整道菜的灵魂。除了调节口味之外，调味品也有丰富的营养价值。

任务描述

1）根据本任务的学习，了解调味品及其分类，以小组为单位统计小组成员三餐摄入的调味品的种类。

2）通过学习调味品的营养价值，并对照常见调味品中各类营养素含量表，根据所有组员三餐所摄入的调味品的情况，分析摄入的调味品的营养素和营养价值并判断是否合理。

相关知识

调味品主要是指香草和香料。香草是各种植物的叶子，它们可以是新鲜的、风干的或磨碎的。香料是植物的种子、花蕾、果实、花朵、树皮和根。香料的味道比香草浓烈得多。有些情况下，一种植物既能用于生产香草又能用于生产香料。有些调味品由多种香料混合而成（如红辣椒粉），或者由多种香草混合而成（如调味袋）。调味品在饮食、烹饪和食品加工中广泛应用，用于改善食物的味道，并具有去腥、除膻、解腻、增香、增鲜等作用。

一、调味品及其分类

传统意义上的调味品（图3.9）是指具有咸、甜、酸、苦、辣、鲜等味道的产品。现在，调味品的范畴已大大扩展，许多改善口味、色泽、质地的产品及小菜都可归入调味品。调味品根据生产工艺和用途可分为以下几种：发酵型调味品，如醋、酱油、豆瓣酱、面酱、腐乳、味精、料酒等；非发酵型调味品，如盐、琼脂、淀粉、酵母、咸菜、糖等；香辛料，包括干制品（如芥末、豆蔻、大茴香、陈皮、桂皮、花椒等）和鲜品（如姜、葱、蒜、鲜辣椒、香菜等）。这些食品有的已在前面的食物类中提及，此处不再介绍。

根据所包含实物的品种，可将调味品分为酱油、醋、酱、腐乳、咸菜类、香辛料和盐、味精及其他几个亚类。

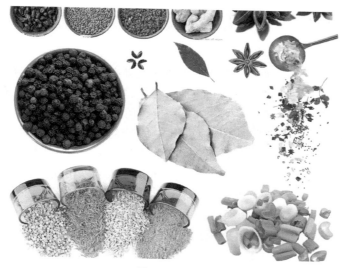

图 3.9　调味品

二、调味品的营养价值

（一）酱油和酱的营养价值

酱油和酱是以小麦、大豆及其制品为主要原料，接种曲霉菌种，经发酵酿制而成的。酱油和酱的营养素种类和含量与其原料有很大的关系。以大豆为原料制作的酱，其蛋白质含量比较高，可达 10%～12%；以小麦为原料的甜面酱，其蛋白质含量在 8%以下。若在制作过程中加入芝麻等蛋白质含量高的原料，则蛋白质的含量可达到20%以上。

酱油中含有少量还原糖及少量糊精，它们也是构成酱油浓稠度的重要成分。糖的含量在不同品种之间差异较大，为 3%～10%。黄酱中含还原糖很低，以面粉为原料的甜面酱的糖含量可高达 20%，高于以大豆为原料的大酱。以大米为主料的日本酱的碳水化合物含量可达 19%左右。

酱油中含有一定数量的维生素 B 族，其中维生素 B_1 含量在 0.01mg/100g 左右，而维生素 B_2 含量较高，可达 0.05～0.20mg/100g，烟酸含量在 1.0mg/100g 以上。酱类中维生素 B_1 含量与原料含量相当，而维生素 B_2 含量在发酵之后显著提高，含量为 0.1～0.4mg/100g，烟酸含量也较高，达 1.5～2.5mg/100g。此外，酱油经过发酵产生了植物性食品当中不含有的维生素 B_{12}，对素食者预防维生素 B_{12} 缺乏具有重要意义。

酱油和酱中的咸味来自氯化钠。酱油中的氯化钠含量为 12%～14%，是膳食中钠的主要来源之一。此外，酱类含有多种酯类、醛类和有机酸，是其香气的主要来源。

（二）醋的营养价值

醋是一种常用的调味品，按原料可以分为粮食醋和水果醋；按照生产工艺可以分为酿造醋、配制醋和调味醋；按颜色可以分为黑醋和白醋。目前大多数食醋属于以酿造醋为基础调味制成的复合调味酿造醋。与酱油相比，醋中蛋白质、脂肪和碳水化合物的含量都不高，但却含有较为丰富的钙和铁。

（三）盐的营养价值

咸味是食物中最基本的味道，而膳食中咸味的来源是食盐，大部分是氯化钠。钠离子可以提供纯正的咸味，而氯离子为助味剂。钾盐、铵盐、锂盐等也具有咸味，但咸味不正而且具有一定苦味。

自1996年起我国普遍推广加碘食盐，其中每千克食盐当中加入20～50mg碘，可有效预防碘营养缺乏。健康人群每日摄入6g食盐即可完全满足机体对钠的需要。摄入食盐过量，与高血压病的发生具有相关性。咸味和甜味可以相互抵消。在1%～2%的食盐溶液中添加10%的糖，几乎可以完全抵消咸味。因而在很多感觉到甜咸两味的食品当中，食盐的浓度要比感觉到的水平更高。另外，酸味则可以强化咸味，在1%～2%的食盐溶液中添加0.01%的醋酸就可以感觉到咸味更强，因此，烹调中加入醋调味可以减少食盐的用量，从而有利于减少钠的摄入。

三、调味品中的营养素含量

常见调味品中各营养素含量见表3.11。

表 3.11　常见调味品中各营养素含量（以100g可食部计）

营养素	酱油	醋	腐乳	姜（槽）	八角[大料、大茴香]	胡椒粉	芥末	精盐	酵母（干）
可食部分/%	100	100	100	100	100	100	100	100	100
水分/g	67.3	90.6	61.2	67.7	11.8	10.2	13.5	0.1	4.4
能量/kcal	63	31	153	30	281	361	270	0	372
蛋白质/g	5.6	2.1	12.0	1.6	3.8	9.6	4.6	…	47.6
脂肪/g	0.1	0.3	8.1	0.8	5.6	2.2	2.4	…	1.7
糖类/g	10.1	4.9	8.2	4.8	75.4	76.9	72.3	0	45.5
不溶性纤维/g	0.2	…	0.6	1.4	43.0	2.3	29.4		7.9
胆固醇/mg	—	—	—	—	—	—	—	—	
无机盐/g	16.9	2.1	10.5	25.1	3.4	1.1	7.2	99.8	0.8
总维生素 A/μgRE	—	—	15		7	10			0
胡萝卜素/μg			90		40	60			0
视黄醇/μg	—	—	—		—	—			
硫胺素/mg	0.05	0.03	0.02	…	0.12	0.09	—		6.56
核黄素/mg	0.13	0.05	0.21	0.13	0.28	0.06	—		3.35
烟酸/mg	1.7	1.4	0.5	0.8	0.9	1.8	4.8		45.2
维生素 C/mg	—	—	—	…	—	—			0
总维生素 E/mgRE			7.24		1.11	—	9.83		
钙/mg	66	17	87	39	41	2	656	22	106
磷/mg	204	96	171	2	64	172	530	—	1893
钾/mg	337	351	81	387	202	154	366	14	
钠/mg	5757.0	262.1	3091.0	9686.0	14.7	4.9	7.8	39311.0	

续表

营养素	酱油	醋	腐乳	姜（槽）	八角[大料、大茴香]	胡椒粉	芥末	精盐	酵母（干）
镁/mg	156	13	78	125	68	128	321	2	—
铁/mg	8.6	6.0	11.5	4.4	6.3	9.1	17.2	1.0	18.2
锌/mg	1.17	1.25	1.67	0.50	0.62	1.23	3.62	0.24	—
硒/μg	1.39	2.43	6.73	1.54	3.08	7.64	69.01	1.00	—
铜/mg	0.06	0.04	0.20	0.18	0.63	0.32	0.63	0.14	—
锰/mg	1.11	2.97	1.16	3.11	7.42	0.79	3.05	0.29	—

注："—"表示未测定，理论上该食物应该含有一定量该种成分；"…"表示未检出，或低于方法检出限，含量极微。

做一做

根据表3.11，对比酱油和精盐的营养素含量，并分析其营养价值。

任务实施

根据任务描述并结合下列表格，填写各组讨论结果，检验知识点的掌握情况。

1）以小组为单位，整理小组成员三餐食用的调味品并进行分类。

2）分析所摄入的调味品的营养价值和营养素含量，讨论是否丰富且合理。

3）以个人为单位，对所分析的内容进行总结。

知识点	问题	记录
调味品及其分类	整理小组成员三餐摄入的调味品，并对其进行分类	
调味品的营养价值	分析三餐内调味品中营养素含量并判断其营养价值	
调味品的营养素含量		
自我总结		

任务点评

通过本任务的学习，对自己的知识点掌握情况做出自评。

评价内容	知识点	掌握程度（A. 良好；B. 一般；C. 不好）	重难点总结
调味品及其分类	调味品的概念		
	调味品的分类		
调味品的营养价值	酱油和酱的营养价值		
	醋的营养价值		
	盐的营养价值		
调味品中的营养成分含量	理解并使用调味品中各营养素含量表		

延展阅读

天然调味品

1. 芫荽

芫荽又名香菜或中国芹菜，属伞形科植物，原产于欧洲，却在中国和东南亚大受欢迎。芫荽的应用历史悠久，医学圣典、梵文经书，甚至《圣经》，都有关于芫荽的烹调方法和药效的记载。芫荽未成熟时，叶和果实都有一股强劲的气味，有人喜欢，有人不喜欢，但待果实完全成熟后，其气味便会转变为清新甘甜。

芫荽含有挥发油、脂肪油、维生素 C、壬醛、正癸醛、甘露醇、芳樟醇等，有透发麻疹及风疹、促进血液循环的作用，而且有健胃、消食下气及祛风解毒的功效，对于小儿麻疹、风疹及肉类食物中毒等均有效用。芫荽含有丰富的胡萝卜素，单是 50g 的芫荽（即约 1/3 碗），就含有 80μg 的胡萝卜素，占全日建议摄取量的 10%。此外，芫荽具有抗氧化功效，能减慢细胞老化及防止癌细胞生长。

芫荽可辅助治疗多种疾病，其药用价值非常广泛，如小儿麻疹或风疹、风寒感冒等，若麻疹透发可用鲜芫荽煲水冲身；若用来治疗初起的风寒感冒，则可用芫荽一钱、生姜三钱、葱白数根煲水服用。此外，芫荽亦可消食下气，用于食物积滞、消化不良等症，只需将芫荽一钱、陈皮二钱，然后以水煎服便可，亦可用它浸葡萄酒以治虚寒胃痛；更可以将捣烂的芫荽、生姜加入少许白酒炒热，然后以纱布包裹，趁热熨敷，可辅助治疗风湿及关节疼痛。除此之外，芫荽的种子和精油同样具有促进肠胃消化、排气驱寒的效果，其叶子则具有解毒功效，亦有人拿来研制止咳与消除口臭的药品。

如果食用蒜、洋葱过多，想去除口腔内的强烈气味，可在热开水中加入芫荽饮用。另外，麻疹已透的患者或是麻疹虽未透出而热毒却壅塞者，不宜食用芫荽。

2. 辣椒

辣椒属性辛苦、大热，并含有辣椒素的成分，因此成为独特辛辣感的来源。辣椒的外皮本身的辛辣感只属中等，但辣椒内的种子非常辛辣。辣椒的特色是将其下镬炒时，会冒出呛鼻的辛辣味道。

辣椒是香辛味蔬菜类植物，营养价值高，含丰富的维生素 A、维生素 C。从营养师的角度来看，辣椒能令血管扩张，并有散热的作用。此外，辣椒有开胃作用，假若食欲不振，可多吃辣椒以增加胃酸分泌。不过，本身有胃痛或消化不良的人士，应尽量避免进食辣椒，从而避免令胃酸分泌增加，引起不适。因为辣椒本身含有大量的辣椒素，可以刺激胃液制造并加速新陈代谢，所以当你进食辣椒后会有流汗的情况，更可减少体内的脂肪堆积，从而起到减肥的作用。

从中医的角度来看，辣椒能温胃驱寒除湿，治疗胃腹冷痛、呕吐泻痢等症状。由于辣椒辛辣燥热，若胃寒病者多吃炒辣椒可缓解疼状，并起健胃温中的效果。另外，将辣椒炒热，以布裹着温熨痛处，并外敷于胃腹的地方，可有缓解疼痛之效。

建议煮食辣椒时，可加少量糖，以中和辣椒的辣味，并减少胃酸分泌过多而引致胃部不适。由于辣椒较具刺激性，中医亦提醒阴湿有热者、高血压、肺结核等患者应少吃为佳，以免引起口干、咳嗽、咽痛和便秘等不适情况。因为吃辣椒过量容易造成口腔及胃黏膜充血、肠道蠕动加剧而引致胃部不适，故患有口腔炎、咽喉炎、胃溃疡、大便干结、痔疮等人士不宜进食。

3. 八角

八角，属于木兰科植物，果实成八瓣，每一瓣都有一颗核。八角中含有挥发油，油中主要成分为大茴香醛、大茴香脑、茴香酮及黄樟油素，属性辛、甘及温。

八角的营养价值有以下几个方面。

1）散寒止痛。八角可用于寒性腹痛等症状，有温肾散寒的功效。

2）理气和胃。八角可用于治疗胃寒呕吐、脘腹胀痛。八角有理气行滞、和胃开胃的效果。另外，若将八角的种子含在嘴里，可去除口中异味。

3）增进食欲。八角中所含的挥发油成分，能够刺激胃酸分泌，有增进食欲、开胃和帮助消化之用。

一般用作香料使用的八角，分成整颗的八角种子和磨成粉状的八角粉两种。八角粉很少单独使用，多数与其他香料混合，制成五香粉，用于卤制肉类，能带来浓郁香味。一般完整形状的八角可密封储藏 2 年。由于八角属热性调味料，中医建议阴火旺者须小心使用，多食容易发疮，不宜过用。

（资料来源：根据相关调味品类营养书籍整理得到。）

 项目总结

膳食营养与搭配，食品原料很关键。
谷类豆类调味品，禽畜水产和蔬菜。
了解概念和分类，熟记营养价值高。
针对不同老年人，科学指导最领先。

 拓展练习

一、单选题

1. 中国传统是以谷类食物为主的，人体所需热能约有（ 　 ）、蛋白质约有（ 　 ）都是由谷类提供的。

　　A．50%；80%　　　B．60%；90%　　　C．80%；50%　　　D．90%；60%

2. 大豆中不饱和脂肪酸含量高达85%，以（ 　 ）为最高水平，达50%以上。

　　A．共轭亚油酸　　B．亚油酸乙酯　　C．亚麻酸　　　D．亚油酸

3. 禽肉蛋白质含量约为（　　），其氨基酸组成接近人体需要，禽肉含氮浸出物较多。
　　A. 10%　　　　　　B. 20%　　　　　　C. 30%　　　　　　D. 50%
4. 鱼类中维生素 A 和维生素 E 含量较高的为（　　）。
　　A. 鲤鱼　　　　　　B. 鲫鱼　　　　　　C. 鳗鱼　　　　　　D. 草鱼
5. 健康人群每日摄入（　　）食盐即可完全满足机体对钠的需要。
　　A. 5g　　　　　　　B. 6g　　　　　　　C. 7g　　　　　　　D. 9g

二、多选题

1. 谷类食物主要为人体提供（　　），是人体热能最主要的来源。
　　A. 碳水化合物　　　B. 氨基酸　　　　　C. 膳食纤维
　　D. 维生素 B 族　　　E. 蛋白质
2. 大豆含有一般豆类不具备的（　　）等的高水平含量。
　　A. 钙　　　　　　　B. 铁　　　　　　　C. 核黄素
　　D. 硫胺素　　　　　E. 黄霉素
3. 对海洋单细胞藻描述正确的是（　　）。
　　A. 具有叶绿素　　　　　　　　　　　B. 含有丰富的蛋白质和维生素 A
　　C. 是产生有机物的自养型生物　　　　D. 可用作食品的海洋藻类有 110 多种
　　E. 能够进行呼吸作用
4. 下列属于肉的质量分级因素的是（　　）。
　　A. 胴体的成熟度　　　　　　　　　　B. 肉质的价格
　　C. 肌肉坚实度　　　　　　　　　　　D. 脂肪花纹度
　　E. 地域不同
5. 下列属于鱼类的是（　　）。
　　A. 鲤鱼　　　　　　B. 鳟鱼　　　　　　C. 鱿鱼
　　D. 草鱼　　　　　　E. 鱼片干

三、简答题

1. 大豆的抗营养因素主要有几个方面？
2. 水果依据果实的形态和生理特征可分为哪几类？
3. 简述海参的营养价值。

项目三拓展练习答案

项目四

老年人膳食需求与膳食指导

项目概况

　　随着人的衰老，老年人的身体成分发生改变，细胞数量下降，身体水分减少，骨组织矿物质和骨基质均减少，骨密度降低，骨强度下降，体内氧化损伤加重，免疫功能下降，代谢功能与各系统功能均降低。因此，老年人的营养需要与一般人群存在差异，老年人膳食也相应存在特殊的地方。

　　通过学习本项目，学生能够了解老年人的生理特征和影响老年人营养状况的因素，从而能够对老年人营养膳食进行指导。

【学习目标】

『知识目标』

1. 认识老年人的生理特征。
2. 了解老年人的营养需求。
3. 掌握老年人膳食指导方面的相关知识。

『技能目标』

1. 能够熟知老年人膳食所需的各种营养素的摄入量。
2. 能够根据老年人个体的生理情况分析其营养需求。
3. 能够运用相关知识对老年人的膳食进行营养指导。

『职业素养目标』

1. 培养严谨、细心的职业道德素养。
2. 建立对老年人膳食指导的责任心与使命感。
3. 树立对本职业的热情与热爱。

任务一　认知老年人的营养需求

任务目标

『知识目标』

1. 认识老年人的生理代谢特点。
2. 了解老年人对各类营养素的需求。
3. 掌握各类能量的转换与组织计算。

『技能目标』

1. 能根据老年人不同年龄、性别需求设计各类能量分配。
2. 能独立设计老年人一日食谱并进行简单分析。

『职业素养目标』

1. 培养对老年养护工作的热情。
2. 培养职业敏感度，将所学知识运用于生活中。

情境导入

随着生活条件的改善，很多老年人开始注重养生。钙片、维生素、鱼肝油，还有电视上专门为老年群体研发的品牌保健品，他们都会买来一种甚至多种一起吃。养老专业的同学认为有必要针对小区老年人策划一场科普活动，向他们普及一些营养需求方面的知识，并对他们进行正确的膳食指导，以提高老年人的生活质量。

任务描述

1）根据本任务的学习，了解老年人的生理代谢特点，结合"情境导入"中小区老年人在营养认知方面的问题设计科普知识框架体系。

2）通过学习老年人对各类营养素的需求，设计出通俗易懂的科普文案，并能根据不同体质的老年人提出针对性的咨询建议。

相关知识

一、老年人的生理代谢特点

老年人的生理代谢特点如下。

1）基础代谢率降低。与中年人相比，老年人的基础代谢率降低 10%~20%，这与代谢减慢有关。

2）老年人体内分解代谢增强，合成代谢减弱，功能下降，适应能力减弱和反应能力迟钝，体脂逐渐增加，皮脂腺萎缩，皮下脂肪减少，表皮有色素沉着；肌肉萎缩，组织水分减少，骨中有机物减少，矿物质过度沉着，骨质密度降低，易发生不同程度的骨质疏松及骨折。

3）器官功能下降。老年人的味觉功能减退，消化液及消化酶分泌减少，食欲减退，味蕾减少，牙齿松动或脱落，影响食物咀嚼及消化能力，消化功能降低，易有便秘或腹泻；肝肾功能衰退，肝的解毒和蛋白质合成功能下降；心率减慢，心脏搏出量减少，血管硬化，血栓形成，血压升高；记忆力减退，易疲劳，动作缓慢；免疫系统功能降低；内分泌功能也相应减弱，甲状腺萎缩，甲状腺素分泌减少，胰腺萎缩，胰液分泌减少，胰岛素分泌不足，常发生高血糖症或糖尿病。

二、老年人的营养需求

老年人的营养需求与青年人不同，不是补足了就行，而是应该根据老年人机体形态和生理功能的特点，除提供正常生理需要之外，要有针对性地进行合理的补充，保证老年人的各种营养素有利于健康，有利于保健，有益于长寿。

老年人随着年龄的增长，其器官组织功能和内环境稳定性发生改变，代谢降低，腺体分泌功能减弱，消化吸收、心血管功能均降低，故其营养需要有一定的特殊性。老年人每日所需要的营养素及能量，相对地要求量少而精。当然，具体用量应根据每个人的具体情况而定。

（一）能量

老年人的基础代谢下降、体力活动减少和体内脂肪组织的比例增加，老年人对能量的需要量相对减少，因此，老年人的能量供应应根据劳动强度和个体自身情况来调整。老年人个体间的差异很大，能量的摄入要以能够维持健康体重相对稳定为准。一般情况下，60岁后能量摄入量应比青年期减少20%左右，70岁以后能量摄入量应比青年期减少30%。一般老年人需求热量以1900～2400kcal为宜。老年人热量摄入过多，容易转化成脂肪存于体内，导致肥胖，诱发和加重高血压、心血管疾病和糖尿病。

（二）蛋白质

1. 蛋白质对老年人的重要性

由于体内细胞衰亡，老年人体内各种代谢就会不可避免地丢失蛋白质，加之肌体老化，体内分解代谢加强，氮的负平衡就难以避免。若蛋白质摄入量不足，组织器官蛋白质合成代谢与更新就会受到更大的影响。老年人还可能因种种原因，使摄入的蛋白质的质和量较难满足需求，这就更加重了组织器官的衰老。

2. 蛋白质的推荐量

《中国居民膳食营养素参考摄入量》建议男性蛋白质的RNI为75g/d，女性蛋白质的RNI为65g/d。如果能量主要由粮食提供，其蛋白质的含量只能达到推荐量的一半左右；如果除粮食外，主要以动物性食物，包括肉、蛋、奶类提供，那么动物脂肪在膳食中的比例就会偏高，所以要选择适宜的食物品种及数量。

3. 蛋白质的来源

除了瘦肉、鱼、蛋、奶等动物性食物可以提供较丰富的优质蛋白质外，大豆及其制品也是老年人的良好选择。大豆中的脂肪、卵磷脂、植物固醇及大豆异黄酮对人体有利，尤其是女性。豆类及其制品可与适量鱼、肉类搭配烹调。因此，强调老年人选择豆类是符合当前消费条件及均衡膳食要求的。

（三）脂肪

老年人运动量减少，新陈代谢减慢，体脂成分增加，但同时由于咀嚼、吞咽功能障碍和其他摄食问题，进食减少，加上消化吸收能力减弱，营养不良风险也在增加。体内脂肪组织随年龄逐渐增加，并且由于老年人胆汁分泌减少和脂肪酶活性降低而对脂肪的消化功能下降，老年人的脂肪摄入一定要有所节制，一般占膳食总能量的20%～30%为宜。老年人应食用富含多不饱和脂肪酸的植物油，限制饱和脂肪酸含量多的动物脂肪的摄入，如猪油、牛油、羊油和奶油等。此外，老年人应摄入适量脂肪，多则不易消化，对心血管、肝脏不利；少则影响脂溶性维生素的吸收和饮食分配。

（四）碳水化合物（糖类）

老年人对碳水化合物（图4.1）的吸收利用率降低，但碳水化合物是我国老年人的主要能量来源，每日摄入的碳水化合物以占总能量的50%～65%为宜。老年人的耐糖量降低，胰岛素分泌减少且对血糖的调节作用减弱，如果摄入过多，易引起高脂血症，增加发生心血管疾病的风险。摄入过多碳水化合物，会使饱和脂肪酸的含量增加，易引起蛋白质及其他营养素的不足；但摄入过少碳水化合物会使蛋白质分解增加以供应热能。对老年人来说，果糖较为适宜，易吸收。因此，老年人在饮食中，应当食用一定量含果糖的蜂蜜及某些糖果、糕点等。

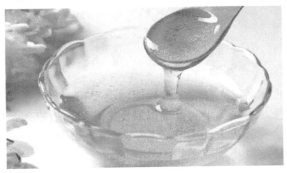

图4.1 碳水化合物（糖类）

（五）维生素

充足的维生素对延缓衰老、增强老年人抵抗力很有意义。老年人体内代谢和免疫功能降低，应摄入充足的维生素，以促进代谢、保持平衡及增强抗病能力。中国营养学会为老年人推荐的微量营养素摄入量与50岁的成年人基本一致。

1. 维生素 A

胡萝卜素是维生素 A 的主要来源，老年人应注意多食用黄绿色蔬菜、水果。但由于种种原因，一些老年人的蔬菜摄入量较少，如牙齿不好，摄入蔬菜的量更有限，常易发生维生素 A 缺乏。我国老年人维生素 A 的 RNI 为 $800\mu g/d$ 视黄醇当量。

2. 维生素 D

老年人户外活动减少，皮肤形成的维生素 D 含量降低，而且肝肾转化为维生素 D 的活性形式的能力下降，易出现维生素 D 缺乏，从而影响钙、磷的吸收及骨骼矿化，导致骨质疏松症。我国老年人维生素 D 的 RNI 为 $10\mu g/d$，高于中年人和青年人。

3. 维生素 E

老年人每日膳食维生素 E 的 RNI 为 $30mg/d$，当多不饱和脂肪酸摄入量增加时，应相当地增加维生素 E 的摄入量，一般每摄入 $1g$ 多不饱和脂肪酸应摄入 $0.6mg$ 维生素 E。维生素 E 的摄入量不应超过 $300mg/d$。

4. 维生素 B_1

老年人对维生素 B_1 的利用率降低，因此摄入量应达到 $1.3mg/d$。富含维生素 B_1 的食物有肉类、豆类及各种粗粮。

5. 维生素 B_2

维生素 B_2 的 RNI 与硫胺素相同，为 $1.3mg/d$。

6. 维生素 C

维生素 C 可促进胶原蛋白的合成，保持毛细血管的弹性，减少脆性，防止血管硬化，并可降低胆固醇，增强免疫力，抗氧化。因此，老年人应摄入充足的维生素 C，其 RNI 为 $130mg/d$。

目前，一部分老年人开始关心自己的血脂状况与动脉粥样硬化的关系，尤其是极低与低密度脂蛋白胆固醇与动脉粥样硬化的关系，此外，高同型半胱氨酸血症也是动脉粥样硬化的独立危险因素。同型半胱氨酸是甲硫氨酸代谢的中间产物，维生素 B_{12}、叶酸、维生素 B_6 的不足可引起高同型半胱氨酸血症。因此，及时补充这 3 种维生素 B 族，将有助于降低患动脉粥样硬化的风险。

（六）微量元素和无机盐

从食物中摄入适量无机盐对促进老年人健康同样很有意义，中国营养学会推荐的老年人矿物质的摄入量与成年人基本一致。比如，老年人碘、锌、硒、钾、铁的摄入量与成年人一样，磷、钠、镁略低于成年人，钙高于成年人。

钙有利于老年人骨骼和牙齿的健康，但老年人由于肠胃功能降低、胃酸分泌减少、活性维生素 D 合成下降等因素，对钙的吸收能力下降，吸收率一般在 20%以下。老年人容易发生钙摄入不足或缺乏而导致的骨质疏松，特别是女性绝经后，由于体内雌激素水平下降，骨质丢失增加，更容易出现骨质疏松症。除坚持适当运动外，多接受日光照射，经常保证食物钙的摄入量（每日至少摄入 600 mg 钙），对预防骨质疏松非常有益。奶类、虾皮、海带中含钙丰富且易吸收，是为老年人提供钙盐较好的食品。

老年人对铁的吸收利用能力下降且造血功能减退，血红蛋白含量减少，易出现缺铁性贫血。因此，老年人铁的摄入量也需要充足，但铁摄入量过多也会对老年人的健康带来一些不利的影响。

锌能影响老年人中枢神经系统活动和免疫功能，锌缺乏会导致老年人食欲不振、认知行为改变、皮肤改变和免疫功能障碍等。锌、铬对维持正常糖代谢有重要作用，锌、硒、铜等有助于防治高血压和动脉粥样硬化。

老年人应适当限制钠盐，通常每天食盐摄入量不超过 5g。钠摄入过多会增加老年人患高血压、脑卒中、冠心病等疾病的风险。

钾主要存在于细胞内液，老年人分解代谢常大于合成代谢，细胞内液减少，体钾含量常减少。老年人应保证膳食中钾的供给量，每日供给 3～5g 即可满足需要。瘦肉、豆类和蔬菜富含钾，海带、紫菜中钾、碘、铁的含量较多，对防治高血压、动脉粥样硬化有益。

（七）膳食纤维

膳食纤维是非营养物质，属于多糖类，在人的消化道中不能被消化酶消化，包括纤维素、半纤维素、木质素、戊糖、树胶、果胶等。与食物成分表上所列的粗纤维不同，膳食纤维可以吸收水分，促进肠蠕动，加快粪便排出，还可以抑制肠内厌氧菌的活动，促进需氧菌的生长，减少有致癌作用的胆酸代谢物生成。

膳食纤维可以有效减缓中老年人的习惯性便秘，对中老年人具有重要意义，但并非多多益善。过多摄入膳食纤维会干扰人体对矿物质等各种营养素的吸收，长此以往，易造成人体营养失衡。《中国居民膳食指南（2016）》建议，膳食纤维的适宜摄入量为每人25～35g/d。

膳食纤维主要来源于植物性食物，以粗杂粮类、豆类、蔬菜、水果类、坚果类食物最为丰富。由于加工方法、食用部位和品种等不同，膳食纤维含量会有较大差异，如精加工米、面里的膳食纤维含量会比粗粮低不少。因此，建议老年人经常吃些粗杂粮，每天吃蔬菜、水果补充维生素的同时补充膳食纤维，帮助胃肠蠕动，促进身体健康。

需要注意的是，高龄老人即七八十岁以上的老年人，每天膳食纤维的摄入量不要太多。高龄老人的消化吸收功能本来就较弱，再吃进过多的膳食纤维，各种营养素随之排出增多，容易出现营养不良，如缺铁性贫血等。所以，高龄老人的每周食谱中粗粮不要超过 3～4 次，含粗纤维的蔬菜也要少吃。

（八）水和液体

老年人对水分（图 4.2）的要求不低于中青年，有时会比其他年龄组要求高，因为老年人对失水与脱水的反应会迟钝于其他年龄组，而且水的代谢有助于其他物质代谢及排泄代谢废物。目前，老年人每日每千克体重应摄入 30mL 的水，但在大量排汗、腹泻、发热等状态时必须按情况增加。关键是老年人不应在感到口渴时才饮水，而应该带有节奏性地主动饮水，其中可包括不太浓的茶类。总之，应根据具体情况正确选择膳食纤维，从而达到保健和预防疾病的目的。老年人应多吃水分充足的食物（如海带、萝卜和冬瓜煮的汤），一是有利于消化吸收，二是有利于生津补液。

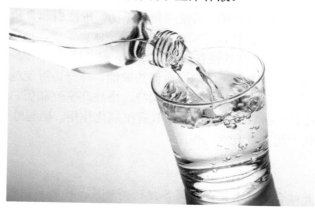

图 4.2　生命之源——水

三、老年人的营养量需求

对于能量的需求：50～65 岁老年人需 1700～1750kcal；80 岁以上老年人需 1500kcal。

老年人蛋白质供能 10%～15%，脂肪供能 20%～30%，碳水化合物供能 50%～65%，多不饱和脂肪酸供能 3.25%～13%，饱和脂肪酸供能以不超过 10%为宜。

老年人对钙的需求量约为 1000mg，对铁的需求量为 12mg，对锌的需求量为 7.5～12.5mg。

四、老年人的合理营养

老年人与青年人比较，基础代谢率降低，活动量减少，从而能量消耗量下降。为保持能量平衡，膳食脂肪摄入量应减少。老年人体重保持正常者各种病患病率低，体质健壮；过胖易导致高血压、冠心病，过瘦易导致支气管炎、肺心病等疾病。

蛋白质对老年人极为重要。衰老过程中，蛋白质以分解代谢为主，蛋白质的合成过程逐渐减慢，因此，老年人膳食中应多供给生理价值高的蛋白质。但老年人的消化功能降低，肾脏功能减退，过高的蛋白质又会加重肝、肾负担，还会增加体内胆固醇的合成。由于老年人胆汁分泌量减少，脂肪酶活性降低，脂肪代谢减慢，血脂偏高，从而消化脂肪的能力下降。对于老年人来说，降低脂肪摄入量固然重要，但更重要的在于脂肪的质量，要减少动物性脂肪摄入量。增加亚油酸摄入量，以防脑细胞退化，如多摄入富含卵磷脂的食物，可预防老年性痴呆。蔗糖、果糖、葡萄糖等简单碳水化合物在体内经代谢可转化为甘油三酯，即碳水化合物转化为脂肪，引起血脂升高或储存于体内而发胖。所以老年人应控制精制糖的摄入量，能量应主要来自谷类中的大分子碳水化合物。为防止便秘，老年人应适当吃些粗杂粮、蔬菜和水果，以增加膳食纤维的摄入量。

老年人需要充足的各种维生素，不少老年疾病的发生与维生素摄入不足有关。维生素 A 具有防癌、抗癌作用，应保证摄入充足；维生素 D 对预防老年性骨质疏松尤为重要；维生素 E 为抗氧化剂，可以保护细胞膜不受脂质过氧化的破坏，还可消除衰老组织中脂褐质色素的沉积；抗坏血酸具有解毒作用，可提高免疫功能和防癌等，是老年人不可缺少的维生素；此外，老年人对维生素 B_6、叶酸和维生素 B_{12} 的供给也必须引起重视。

老年人肠道吸收钙的能力下降，易发生负钙平衡，进而引起骨质疏松症。为防止骨质疏松，老年人应多摄取维生素 D，多晒太阳和保持体育运动，更应注意摄取足量钙。老年人对铁的吸收能力下降，缺铁性贫血患病率高，应多摄取鱼、肉等含铁丰富的食物。铬是胰岛素的辅助因子，可增强胰岛素降血糖的效能，补充铬可使糖耐量改善，老年人铬缺乏会导致糖尿病；铬还可降低血清总胆固醇，增高高密度脂蛋白，预防动脉粥样硬化。硒是谷胱甘肽过氧化物酶的组成成分，具有抗氧化作用，硒与维生素 E 协同保护细胞膜不受脂质过氧化，起到抗衰老的作用。

任务实施

根据任务描述并结合下列表格，填写各组讨论结果，检验知识点的掌握情况。

知识点	问题	记录
老年人的生理代谢特点	分析老年人的生理代谢特点，设计详细框架	
老年人的营养（量）需求	根据老年人的营养需求，设计科普文案	
老年人的合理营养	针对个案提出老年人合理营养的针对性意见	
自我总结		

任务点评

通过本任务的学习，对自己的知识点掌握情况做出自评。

评价内容	知识点	掌握程度 （A. 良好；B. 一般；C. 不好）	重难点总结
老年人的生理代谢特点	生理代谢特点		
老年人的营养（量）需求	能量		
	蛋白质		
	脂肪		
	碳水化合物（糖类）		
	维生素		
	微量元素和常量元素		
	膳食纤维		
	水和液体		
老年人的合理营养			

延展阅读

中国老年人营养问题及产生的健康后果

1. 老年人营养相关的健康问题

我国幅员辽阔、人口众多，不同地区人口在饮食习惯、生活方式等方面各有特点，人群营养状况存在地域性差异。老年人群比一般人群更加脆弱，更易受到营养缺乏或营养过剩和不平衡的冲击，一部分生活在较贫穷地区的老年人，营养缺乏情况比一般人群更明显；另一部分生活在大城市的老年人，其承受超重肥胖、慢性病的威胁较大。

近 20 年来，与营养和生活方式密切相关的慢性代谢性疾病在我国患病率急剧上升，成为威胁我国居民健康的主要致死、致残性疾病。由于身体条件的特殊性，老年人成为各种营养相关疾病的高发人群。

2012 年，在中国五大城市（上海、北京、广州、成都、重庆）3 种机构（综合医院、社区医院和养老机构）的"老年患者营养风险筛查"的调查结果显示：营养不良和营养风险分别为 16%、37%；低血红蛋白率为 52.5%；低白蛋白率为 25.1%。3 种机构中，综合医院中老年人营养状况最差，营养不良和营养风险率分别为 17% 和 40%。

退行性疾病是一种受害组织或器官的功能或结构逐步恶化的疾病，原因可归结为人体老化和生活方式的改变，如运动或饮食习惯。研究表明，白内障的发生与老年人抗氧化营养素摄取不足有关，老年人补充维生素 A、维生素 E、维生素 C、硒等抗氧化营养素可延缓白内障的发生。老年性痴呆与碳水化合物、钙、锌、酪氨酸、谷氨酸、磷脂、维生素 E 摄取不足有关，适当补充以上营养素可改善老年性痴呆的症状。作为老年重要退行性疾病之一的骨质疏松症及其引起的骨折已成为严重的社会问题，骨质疏松主要与晚期糖基化终产物减少，性激素水平降低，钙、钾、维生素 D 等摄入不足有关；户外运动减少，磷摄取不当，钠、蛋白质摄入量过高等也与骨质疏松有关。

2. 老年人常见健康问题与营养素之间的关系

一种营养素会引起不同的健康问题，反过来，一种健康问题也可能与多种营养素作用有关，这是一种"复合式的营养不良"现象。下面将列举一些老年人常见的营养相关的慢性病及其与营养素之间的关系。

（1）高血压

随着年龄的增长，老年人血管变硬，收缩性变差，引起血压上升。多种营养素有抗氧化的功能，如维生素 A、维生素 C、维生素 E，矿物质中如锌、铯等，还有植物化学物中多酚类物质等，这些成分能够抑制机体氧化衰老过程，减少自由基的产生和脂质过氧化过程。当机体抗氧化成分缺乏时，机体自由基等氧化产物增多，导致血管、心脏纤维等变硬，血管内壁变厚等，引起血压升高，严重时出现高血压。

（2）糖尿病

老年人体内糖代谢能力下降，对胰岛素的敏感性降低，胰岛功能下降，血糖容易升高。老年人胰岛功能降低、胰岛素分泌减少，若不控制饮食，食用含糖量高的食物，会增加胰岛的负荷，容易产生病理性改变，发展为糖尿病。糖尿病发生的过程与老年人的能量、碳水化合物、脂肪摄取过多和膳食纤维等摄取较少有关。另外，膳食纤维可以有效降低血糖，减缓食物吸收速率。

（3）心脑血管疾病

老年人心脑血管疾病高发，合理的饮食结构，特别是一些营养成分有调节血脂的作用，对预防动脉粥样硬化的发生，降低心脑血管的病死率有十分重要的作用。高能量、低纤维的碳水化合物会增加低密度脂蛋白含量，减少高密度脂蛋白含量。膳食纤维可明显降低血清和肝脏中胆固醇水平，防止胆固醇在体内过分堆积；如摄入不足，心脑血管疾病发病风险增加。膳食脂肪酸中，饱和脂肪酸会增加心血管发病风险，不饱和脂肪酸对心血管有保护作用。当胆固醇摄入超出机体调节能力或体内脂质代谢异常时，胆固醇含量就会增加，渐渐在体内蓄积，会损伤心血管系统，氧化低密度脂蛋白与自由基有关。植物化学物中含有的维生素、矿物质和植物化学物等都具有抗氧化、减少自由基产生的作用，植物化学物的摄入不足易引起心血管系统疾患。

（4）骨质疏松

骨质疏松的膳食危险因素主要指群体膳食中导致骨量减少、骨密度降低的营养素，如蛋白质、钙、钾、微量元素（锌、铜、锰）、维生素（维生素C、维生素D、维生素K）不足，以及蛋白质、磷、钠等不足等，蛋白质摄入不足不利于骨的正常代谢，但长期的高蛋白质饮食则会增加钙的排出。因此，应合理摄入蛋白质。另有研究显示，饱和脂肪摄入与骨密度呈负相关关系。

（5）认知能力下降

神经递质乙酰胆碱分泌不足是老年人出现脑萎缩的主要原因，而卵磷脂的充分供应将保证机体内有足够的胆碱与人体内的乙酰结合为"乙酰胆碱"，从而有效防止老年痴呆的发生。有研究表明，高饱和脂肪酸与胆固醇的摄入与认知损伤有关。维生素C能降低脑卒中发病率和死亡率，维生素B族的缺乏与认知能力下降有关系。老年期缺锌可出现抑郁、意识障碍及记忆力减退等症状。抗氧化维生素具有改善老年人认知能力的功能，可能与增强机体抗氧化能力，增加神经递质的数量和突触，提高传递效率有关。

（6）少肌症

少肌症是一种渐进性的全身肌肉量减少和功能降低的疾病。老年人的骨骼肌再生能力下降，即使再生出的骨骼肌纤维也易发生异常。少肌症患者肌肉力量降低，加上老年人已发生骨质疏松，极易发生骨折。目前发现有诸多的因素与老年人少肌症的发生有关，常见原因有：与年龄相关的激素水平变化，睾酮、雌激素、生长激素和IGF-I等水平下降；营养不良和维生素D缺乏；老年人相关疾病如脑梗死、心力衰竭与骨关节炎等导致活动受限，肌肉废用；炎症和免疫因素导致某些不利于肌肉的细胞因子（如肿瘤坏死因子、白介素等）增加；肌肉成分变化、质量下降，肌肉中的快速纤维（1型纤维）下降，以慢纤维（2型纤维）为主。

老年人各器官系统生理功能减弱，身体结构与代谢具有其特殊性，对营养素的缺乏和作用更加敏感。结合近年来老年人的膳食摄入和营养健康现状，其健康问题更加值得重视。食物中含有多种营养素，且不同食物中营养素的功能复杂，每一种营养素可能有多种功能，其缺乏或过量与多种老年营养相关疾病相关，同时，每一种老年营养相关疾病的发病或预防又与多种营养素的作用有关系，我们应该认识到这种营养素和老年疾病的关系。同时，营养素与老年疾病之间的关系中存在的很多问题和具体作用机制尚不清楚，因此，需要我们不断研究。正确认识营养素与疾病之间的关系，才能做到合理膳食、平衡膳食，保证老年人身体对各种营养素的需要，才能发挥营养素保持健康或者改善健康状况的作用，促进老年人的健康。

（资料来源：根据中国老年人营养类书籍及相关资料整理得到。）

任务二　老年人膳食指导

任务目标

『知识目标』

1. 了解老年人膳食的注意事项。
2. 了解老年人健康饮食的原则。
3. 掌握老年人膳食与常见疾病的联系。

『技能目标』

1. 能够根据老年人膳食安排原则设计膳食食谱。
2. 能够针对不同的老年常见病提出膳食指导意见。
3. 能够掌握提高老年人食欲的方法。

『职业素养目标』

1. 培养对老年养护工作的热情，耐心认真，善于沟通。
2. 培养职业敏感度，将所学知识运用于生活中。

情境导入

小明的爷爷今年 65 岁了，他大部分时间在家读报、看电视，偶尔在花园修剪花木，无糖尿病史，一日三餐以在家吃为主。随着年龄的增长，小明爷爷的身体状况大不如前，尤其近日来他总感觉精神劲不足。小明为爷爷设计了以下食谱，见表 4.1。

表 4.1　爷爷三日食谱

餐次	周一	周二	周三
早餐	山药粥、发糕、卤蛋	红枣粥、椒盐卷、咸鸡蛋、咸菜	红薯、玉米糁粥、馒头、香肠、酱豆腐、咸鸭蛋
午餐	米饭、砂锅豆腐、素炒圆白菜、桃	米饭、香菇炖鸡、炒胡萝卜丝	水饺、拌菜心
加餐	牛奶、面包	牛奶、面包	牛奶、饼干
晚餐	鸡蛋挂面汤、葱油花卷、胡萝卜炒肉丝、烧白菜	玉米糁粥、馒头、海米木耳烧菜心、宫保鸡丁	米饭、番茄炒鸡蛋、素炒三丝、鱼香肉丝

任务描述

1）根据老年人的生理特点、营养需要与膳食安排，分析小明爷爷的食谱需要修改的地方，并说明原因。

2）结合本任务学习内容，梳理老年人膳食注意事项、膳食安排、膳食平衡、健康膳食原则及提高老年人食欲的方法等知识点。

相关知识

一、老年人膳食的注意事项

老年人的膳食应在一般人群营养的基础上，特别注意以下 3 个方面。

（一）食物要粗细搭配、松软、易于消化吸收

1. 增加粗粮对老年人健康有益

粗粮（图 4.3）含有丰富的维生素 B 族、膳食纤维、钾、钙及植物化学物质等成分。

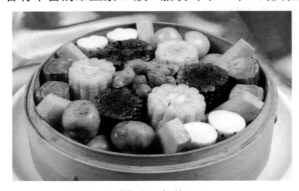

图 4.3　粗粮

粗粮或全谷类食物中的维生素 B_1、维生素 B_2、维生素 B_6、烟酸和泛酸等营养素，在体内主要以辅酶的形式参与蛋白质、脂肪和糖类的代谢，使三大营养素为机体提供能量。这些维生素还有增进食欲、促进消化和维护神经系统正常功能等作用。

粗粮中丰富的膳食纤维可促进肠道蠕动，起到润肠通便、防治便秘的作用；由于缩短了粪便通过肠道的时间，酚、氨及细菌毒素等在肠道内停留的时间缩短。粗粮中含有丰富的可溶膳食纤维，可减少肠道对胆固醇的吸收，促进胆汁的排泄，降低血胆固醇水平。粗粮中的膳食纤维多而能量密度较低，可使摄入的能量减少，有利于控制体重，防止肥胖。

粗粮血糖指数较低，可延缓糖的吸收，餐后血糖变化小于精制的米、面，有助于改善糖耐量及糖尿病患者的血糖控制。

粗粮中富含芦丁、类胡萝卜素等植物化学物，具有抗氧化作用，可降低发生心血管疾病的危险性。

2. 粗粮的烹制方式要适合老年人的特点

在烹调方法上要考虑老年人的生理特点，以蒸、煮、炖、炒为主，避免高油、腌制、煎炸、烧烤的食物，同时注意食物的色、香、味、形协调统一。主食宜选用柔软的米、面及其制品，可采用粗细搭配的方式，菜肴要切割细碎、烹制软烂；生食的蔬菜、水果应切成小块，或者制成鲜榨果蔬汁饮用。

3. 老年人吃粗粮的量要适宜

老年人基础代谢率降低，胃肠蠕动减慢，容易发生便秘，糖耐量下降，脂类代谢异常，增加了患心脑血管病的危险，因此，每天粗粮的摄入量应高于青壮年人，但要适宜。

（二）合理安排饮食，提高生活质量

在日常生活中，应当考虑老年人的生理和心理特点，合理安排老年人的饮食，使老年人保持健康的进食心态和愉快的摄食过程。家庭和社会应从各方面保证其饮食质量和进餐环境对老年人的健康有利，使其得到丰富的食物，保证其需要的各种营养素能充足摄入，以促进老年人的身心健康，达到减少疾病、延缓衰老、提高生活质量的目的。

1）保证蛋白质、矿物质、维生素的摄入量。老年人随着年龄的增加，生理功能减退，会出现不同程度免疫功能和抗氧化功能的降低及其他健康问题。

2）限制盐的摄入量。高盐饮食是历史的产物，很长一段时间，由于保鲜条件不好，为了防腐而采用腌渍食物的方法来延长食物的保质期，人们也形成了高盐的饮食习惯。老年人的味觉功能减退，75岁老年人的味蕾数量比30岁时下降了35%，可能对咸味不敏感，凭主观感觉往往会摄盐过量。

3）减少饮酒。老年人由于胰岛功能减退、血管硬化等因素容易导致糖尿病和高血压，而饮酒会把这些潜在的隐患激化成疾病。

（三）重视预防营养不良和贫血

1. 重视预防营养不良

60岁以上的老年人随着年龄增长，身体各器官可能出现不同程度的老化，机体功能减退、基础代谢降低和机体成分改变等，容易出现不同程度和不同类别的慢性病。活动量相应减少、生理功能减退、情绪不佳和经济状况改变等问题，可能导致老年人食欲减退，必需营养素摄入减少，从而造成营养不良。

2. 重视预防贫血

老年人贫血可使免疫力低下，容易发生感染；贫血可使神经系统和肌肉缺氧，容易出现疲倦乏力、记忆力衰退、抑郁等症状和认知功能受损；老年人贫血容易对心脏产生不良影响，由于血红蛋白携氧能力减弱，心脏耐缺氧的能力下降，可出现心慌、心跳加快，使心脏负荷加重，严重时可导致心律失常、心脏扩大、心衰；贫血时消化功能和消化酶分泌减少，可导致食欲不振、恶心、呕吐、腹胀、腹泻等；贫血还可导致血管收缩和肾脏缺氧，使肾功能受损，可出现尿素氮升高，甚至蛋白尿，同时也会加重原有的肾脏疾病。

3. 多做户外活动，维持健康体重

老年人基础代谢下降，从老年前期开始就容易发生超重或肥胖。肥胖将会增加非传染性慢性病的危险，故老年人要积极参加适宜的体力活动或运动，如走路、太极拳等，以改善自身各种生理功能。但因为老年人血管弹性减低，血流阻力增加，心脑血管功能减退，所以活动不宜过量，否则超过心脑血管承受能力，反使功能受损，增加该类疾病的危险。因此，老年人应特别重视合理调整进食量和体力活动的平衡关系，把体重维持在适宜范围内。

二、老年人的膳食安排原则

（一）日常饮食应注意水的摄入

每天早上起床后可先喝 200～300mL 温水，补充夜间机体丧失的水分；晚上就寝前再喝 100～200mL 水，以预防血黏。一天当中可定时、少量、有规律地饮水。除了膳食中的水分外，男性老年人一天饮水的总量应不少于 1700mL，女性老年人一天饮水的总量应不少于 1500mL。

（二）一日三餐都要有主食

老年人应选择粗细搭配的谷类制成的馒头、面包、米饭、粥、饼、发糕、面条、包子、馄饨、饺子、疙瘩汤和土豆、红薯、芋头等薯类食物作为主食。但是，主食中所含的碳水化合物并不相同，有些容易消化，可以在短时间内为人体提供能量；有些消化速度慢，可以使血糖稳定，使人不容易感到饥饿。

（三）每天食物总量中应有 1/3 是蔬菜、水果

对于老年人来说，每天至少应吃 5 种不同的蔬菜（包括食用菌和藻类食品）和水果，保证每顿饭应当有 2～3 种蔬菜，因为具有抗氧化能力的成分大多存在于蔬菜（包括食用菌）和水果中。烹调时最好先将蔬菜焯熟，再凉拌或快炒，这样做能较好地保存营养并防止摄入过多的脂肪。

在水果的选择上，冬枣、山楂、橘子、草莓、猕猴桃、樱桃、木瓜等品种富含维生素 C，可以帮助老年人更好地吸收铁，避免发生贫血，并可以提高抗氧化能力。山楂、苹果等水果含有丰富的果胶，有助于平稳血糖、调节血脂、促进肠胃蠕动等。水果可放在两餐之间吃而不在饭后，这样有助于保持血糖的稳定。

食用菌和海藻中的微量营养素、膳食纤维及生物活性物质，对老年人延缓衰老、稀释血液黏稠度、预防和治疗慢性病都是十分有益的。

（四）保证膳食优质蛋白

老年人应该保证每顿正餐里都有一些肉或其代用品，以保证优质蛋白的均衡供应。即使是早餐，也可以吃一个鸡蛋，喝一杯豆浆或牛奶，或者选择少量肉末、肉丝等，配以主食和新鲜的蔬菜、水果。对于血脂异常的老年人，也不必长期拒绝肉类食物，长期纯素食可能发生维生素 B_{12} 缺乏，出现高同型半胱氨酸血症。每天吃适量豆制品，最好每天摄入适量的乳及乳制品。

三、老年人的膳食平衡

老年人应充分考虑自身的生理特殊性，采取相应的对策，保持膳食平衡，这样才能为健康长寿打下坚实的基础。

（一）调整热量供给

众所周知，老年人的活动量大大减少，不需要过多的热量供应，否则容易引起肥胖，导致一系列的慢性病，给健康带来隐患。一般来说，日常饮食所需总热量在 6279～10 046kJ。饮食需要加以调整，以防摄入过多热量，反倒不益健康。

（二）各类食物占比应平衡

1）粮谷类、薯类是碳水化合物的主要来源。老年人需要充足的碳水化合物，以维持正常的血糖水平，保证中枢神经系统和身体对能量的需要。

2）膳食中应注意补充足够的蛋白质，每日可食用一定量的豆制品、肉、蛋、鱼、禽、牛奶或豆浆，但应注意不宜过多，否则会增加体内胆固醇的合成。

3）蔬菜、水果含有大量的维生素、无机盐和纤维素，对老年人的健康有重要作用。例如，维生素 A 能增加老年人对传染病的抵抗力；维生素 D 可防治老年人骨质软化和骨质疏松；维生素 E 能防治动脉粥样硬化和心脏病变，抗衰老并促进血液循环。

4）脂肪可延缓胃的排空，增加饱腹感，促进脂溶性的维生素吸收。因此，老年人吃适量的脂肪是必要的，但不宜过多。

5）水和盐不宜多食用，多了容易引起水肿、高血压及加重肾脏的负担。每日吃盐不宜超过 5g；饮水（包括饮料）量为 1200mL。

（三）酸碱平衡

人体的各类营养物质中除含有蛋白质、脂肪、糖和水分以外，还含有各种成分的矿物质。由于矿物质的性质不同，被人体吸收后在生理上有酸性和碱性的区别。含钠、钾、钙、镁的食物，称为碱性食物；含磷、硫、氯的食物，称为酸性食物。一般来说，绝大多数绿叶蔬菜、水果、豆类、奶类属于碱性食物；大部分肉、鱼、禽、蛋等动物性食物，以及米面及其制品均属酸性食物。如果我们在饮食时不注意搭配，容易引起人体生理上的酸碱平衡失调。此外，中老年人易患高血压、动脉粥样硬化、胃溃疡、便秘、龋齿等疾病，更应注意饮食中的合理搭配，保持酸碱平衡，这样才能有效预防各种疾病和防止衰老。

四、老年人十大健康饮食原则

（一）少量多餐，以点心补充营养

老年人的咀嚼及吞咽能力较差，往往一餐吃不了多少东西，进食时间很长。为了让老年人每天都能摄取足够的热量及营养，营养师建议，老年人可一天分 5～6 餐进食，在 3 次正餐之间补充一些简便的点心，如低脂牛奶泡饼干（或营养麦片）、低脂牛奶燕麦片，或是豆花、豆浆加蛋，也可以将切成小块的水果或水果泥拌酸奶食用。

（二）以豆制品取代部分动物蛋白质

老年人必须限制肉类的摄取量，一部分的蛋白质来源应该以豆类及豆制品（如豆腐、豆浆）取代。老年人的饮食内容里，每餐正餐至少要包含 170g 质量好的蛋白质（如瘦肉、鱼肉、蛋、豆腐等），素食者要从豆类及各种坚果类（花生、核桃、杏仁、腰果等）食物中获取优质蛋白质。

（三）主食加入蔬菜一起烹调

为了方便咀嚼，老年人尽量挑选质地比较软的蔬菜，如番茄、丝瓜、冬瓜、南瓜、茄子及绿叶菜的嫩叶等，切成小丁块或是刨成细丝后再烹调。如果老年人平常以稀饭或汤面作为主食，每次可以加入 1～2 种蔬菜一起煮，以确保每天至少吃 400g 蔬菜。

（四）每天吃 200～400g 水果

水果是常被老年人忽略的食物。一些质地软的水果，如香蕉、西瓜、水蜜桃、木瓜、芒果、猕猴桃等都很适合老年人食用。可以把水果切成薄片或是以汤匙刮成水果泥食用。如果要打成果汁，必须注意控制分量，打汁时可以加些水稀释。

（五）补充维生素 B 族

近年来的研究显示，维生素 B 族与老年人易罹患的心血管疾病、肾脏病、白内障、脑部功能退化（认知、记忆力）及精神健康等都有相当密切的关联。无论生病、服药或是手术过后，都会造成维生素 B 族大量流失，因此，对于患病的老年人来说，需要特别注意补充维生素 B 族。没有精加工的谷类及坚果中都含有丰富的维生素 B 族，所以在为老年人准备三餐时，不妨加一些糙米、胚芽等和白米一起煮成稀饭，或者将少量坚果放进搅拌机里打碎成粉，加到燕麦里一起煮成燕麦粥。

（六）限制油脂摄取量

老年人摄取油脂要以植物油为主，避免肥肉、动物油脂（猪油、牛油），也要少用油炸的方式烹调食物。另外，甜点糕饼类的油脂含量也很高，老年人应尽量少吃这一类的高脂肪零食。最好多不饱和脂肪酸（如玉米油、葵花籽油）和单不饱和脂肪酸（如橄榄油、花生油）轮换着吃，这样能均衡摄取各种脂肪酸。

（七）少加盐、味精、酱油

味觉不敏感的老年人吃东西时，常觉得索然无味，食物一端上来就猛加盐，很容易吃进过量的钠，埋下高血压的隐患。可以多利用一些具有浓烈味道的蔬菜，如香菜、香菇、洋葱，用来炒蛋或是煮汤、煮粥。利用白醋、水果醋、柠檬汁、橙汁或是菠萝等各种果酸味，也可以改变食物的味道。用一些中药材，尤其像气味浓厚的当归、肉桂、五香、八角或者香甜的枸杞、红枣等，取代盐或酱油，丰富的味道有助于勾起老年人的食欲。

（八）少吃辛辣食物

虽然辛辣香料能引起食欲，但是老年人吃多了这类食物，容易造成体内水分、电解质不平衡，出现口干舌燥、火气大、睡不好等症状，所以少吃为宜。

（九）白天多补充水分

因为担心尿失禁或是夜间频繁跑厕所，不少老年人整天喝水较少。其实应该鼓励老年人在白天多喝白开水，也可泡一些花草茶（尽量不放糖）变换口味，但是要少喝含糖饮料。晚餐之后，减少水分摄取，这样也可以避免夜间频繁上厕所影响睡眠。

（十）每天服用一颗复合维生素补剂

老年人的个体差异很大，加上有的人长期服药，所以不同的老年人需要额外补充的营养素也大不相同。让老年人每天服用一颗复合维生素补剂，是最基本且安全的强化营养的方法，尤其可以补充老年人特别需要的维生素 B 族、抗氧化维生素 C 及维生素 E、维持骨质的钙、增强免疫力的锌等。老年人不要擅自服用高剂量的单一补充剂，尤其是脂溶性的维生素 A、维生素 D、维生素 E 等，吃得过多会累积在体内，甚至引发毒性。

五、老年人膳食与常见疾病

（一）膳食结构与心脑血管疾病

老年人膳食结构不合理，如脂肪、饱和脂肪酸、胆固醇摄入过量，常导致血脂升高、体重指数增加，增加患心脑血管疾病的危险性。

（二）膳食因素与糖尿病

2 型糖尿病即非胰岛素依赖型糖尿病与肥胖之间存在明显相关，流行病学调查表明肥胖是罹患 2 型糖尿病的一个重要因素。营养治疗是糖尿病治疗中的基础措施，合理膳食可减少严重的并发症，如心脑血管疾病、肾功能衰竭等。

（三）膳食因素与肿瘤

具有防癌抗癌功能的食物：①蔬菜类，如甘蓝、西蓝花、白菜、白萝卜、大蒜、苦瓜、鲜马齿苋、芦笋、洋葱、蘑菇等；②含维生素 A 丰富的食物，如动物肝脏、胡萝卜、南瓜、蛋黄、奶油等；③粗粮杂粮类，如燕麦、大麦、麦芽、荞麦等；④黄豆、绿茶、葡萄酒、红枣、红辣椒、红心甘薯、墨鱼等。

（四）膳食中抗氧化营养素与衰老

抗氧化营养素如维生素 E、维生素 C 及无机盐中的硒等，可以减轻体内的脂质过氧化，提高体内抗氧化酶活性，对增强机体抗氧化能力、延缓衰老有重要作用。此外，抗氧化营养素在心脑血管疾病的防治中也有积极作用。能延缓衰老的食物有苹果、草莓、芒果、番茄、葡萄、胡萝卜、甘薯、西蓝花、土豆、茄子、魔芋、玉米等。

六、提高老年人食欲的方法

（一）选择易咀嚼的食物

由于咀嚼方面的问题，老年人在食物的选择方面受到很大的局限。为保证老年人的营养供给，就要做好选择食物的工作。如肉类食物，尽量不选择纤维较粗、不宜咀嚼的牛肉、蹄筋类等，而选择纤维短、肉质细嫩的鱼肉；牛奶、鸡蛋及豆制品都是最佳选择食物。

（二）规整食物的加工方法，变换食物的形状

食物的加工形状，不宜选用如片、丁、条、块，而尽量选择丝、末等。

（三）合理搭配食物的颜色

合理搭配食物的颜色，可以提高老年人的就餐兴趣，如红配绿、白配绿等。例如，枸杞烩鱼丸，白嫩嫩的鱼丸子，配上几粒红枸杞，明显可以提高食欲。

（四）改变食物的烹调方法，避免单一或重复

可选用蒸、煮、烩、炖、焖、炒等烹调方法。

（五）调整饮食口味，刺激食欲

例如，甜酸味、甜咸味、酸辣味等可除腥膻、解油腻、松软原料组织，还可以起到增加美味、美化色彩的作用。

（六）养成良好的饮食习惯

不在吃饭时看书看报；不在吃饭时谈论不愉快的事情；饭前不喝水，可喝几口浓汤刺激胃液分泌。

（七）改善就餐环境

一个优雅、舒适、安静、清洁的环境，能提高用餐者的兴趣和情绪；还可以集体或结伴用餐，互相激励，可促进食欲。

（八）多运动

老年人要坚持户外活动，选择适合自己年龄的活动形式，进行适宜的体育锻炼，增加生活的乐趣。

我国老年人的营养状况虽与成年人相似，能量及三大营养素（蛋白质、脂类、糖类）基本满足需要，但是某些微量营养素摄入仍有不足。目前，老年人中营养不良比例成倍增长，贫血患病率高达30%，加之慢性病的困扰，老年人已成为社会中特定的弱势人群。因此，我们要在老年人中提倡合理营养，大力宣传膳食指南，使老年人掌握营养知识，加强自身营养保健，提高他们的生活质量，实现健康老龄化。这对于减轻国家、家庭负担，稳定社会，都有不可忽视的作用。

任务实施

1）指出小明为爷爷设计的食谱中不合理的地方，并用所学知识对食谱进行调整并记录在下表中。

不合理之处	原因	如何调整
自我总结		

2）梳理本任务知识结构和重点，同学间互相交流。
3）以个人为单位，对所分析的内容进行总结。

任务点评

通过本任务的学习，对自己的知识点掌握情况做出自评。

评价内容	知识点	掌握程度 （A．良好；B．一般；C．不好）	重难点总结
老年人膳食指导	老年人膳食的注意事项		
	老年人的膳食安排原则		
	老年人的膳食平衡		
	老年人十大健康饮食原则		
	老年人膳食与常见疾病		
	提高老年人食欲的方法		

延展阅读

中国老年人平衡膳食宝塔

中国老年人平衡膳食宝塔（2010）共5层（图4.4），包含我们每天应吃的主要食物种类。膳食宝塔各层位置和面积不同，这在一定程度上反映出各类食物在膳食中的地位和应占的比重。谷类薯类及杂豆食物位居底层，老年人每天吃200～350g，其中粗粮：

细粮：薯类=1：2：1（以重量比计）；蔬菜类和水果类居第二层，老年人每天应吃400～500g 蔬菜和 200～400g 水果；畜肉类、鱼虾、蛋类等动物性食物位于第三层，老年人每天应该吃畜肉类 50g，鱼虾 50～100g，蛋类 25～100g；奶类及奶制品和大豆类及坚果居第四层，老年人每天应该吃相当于液态奶 300g 的奶类及奶制品，以及大豆类及坚果 30～50g；第五层塔顶是油和盐，每天食用烹调油 20～25g，食盐不超过 5g。在膳食宝塔中特别强调，老年人每日至少喝 1200mL 水。

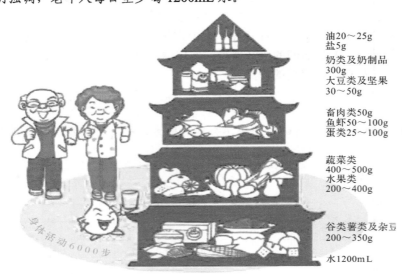

油20～25g
盐5g
奶类及奶制品
300g
大豆类及坚果
30～50g

畜肉类50g
鱼虾50～100g
蛋类25～100g

蔬菜类
400～500g
水果类
200～400g

谷类薯类及杂豆
200～350g

水1200mL

图 4.4　中国老年人平衡膳食宝塔（2010）

中国老年人平衡膳食宝塔（2010）没有建议糖的摄入量，这是因为我国居民现在平均吃糖的量还不多，对健康的影响不大。但老年人的糖耐量减低，胰岛素分泌减少，血糖调节功能下降，易发生高血糖和糖尿病，故不宜多食糖，老年人要尽量控制含糖高的食品及饮料。膳食补充剂需要因人而异，故不作为一般要求。

中国老年人平衡膳食宝塔（2010）强调足量饮水和增加身体活动的重要性。水是生命之源，是每天膳食的重要组成部分，其需要量主要受年龄、环境温度、身体活动等因素的影响。老年人水分的摄取比年轻人更重要，因为老年人的调控机能不稳定，对缺水的敏感性不如年轻人灵敏，容易发生机体脱水。老年人可以从多方面来补充水分，其中包括饮食中的牛奶、稀饭、各类菜汤、洁净天然水、多汁的水果和瓜类、淡茶水等。老年人要主动、少量多次饮水，不要等到口渴时再饮水。

运动是健康的基石，也是平衡膳食宝塔的重要组成部分。老年人每天应进行适量的身体活动。身体活动的原则是动则有益，贵在坚持，适度量力。特别是不经常运动的人，要选择适度的运动、循序渐进。老年人可根据自身的生理特点，多进行户外活动，如步行（适于多数老年人）；也可以选择一些适合老年人的耐力性项目，如慢跑、游泳、跳舞、太极拳、打乒乓球等。老年人的运动动作要自然、简单、舒缓，运动的强度和幅度不能太大，尽可能地活动全身各部位。建议老年人每天进行累计相当于步行 6000 步以上的身体活动量，最好达到 1 万步。

（资料来源：佚名，2012. 中国老年人平衡膳食宝塔结构[EB/OL].（2012-08-09）
[2019-12-15].http://blog.sina.com.cn/s/blog_ac94657201018slh.html.）

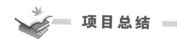 **项目总结**

> 人到老年是块宝，健康身体少不了。
> 无奈年长素质差，腰背疼痛找上他。
> 找准营养的缺口，对症下药最疗效。
> 均衡膳食和营养，全家都会笑哈哈。

 拓展练习

一、单选题

1. 下面不属于老年人生理代谢特点的是（　　）。
   A. 基础代谢率降低　　　　　　　　B. 皮下脂肪增多
   C. 骨质密度降低　　　　　　　　　D. 消化液及消化酶分泌减少

2. （　　）不含有丰富的维生素 B_1。
   A. 蔬菜　　　　　B. 豆类　　　　　C. 粗粮　　　　　D. 肉类

3. 及时补充维生素 B_{12}、（　　）、维生素 B_6 将有助于降低患动脉粥样硬化的风险。
   A. 维生素 B_2　　　B. 叶酸　　　　C. 糖类　　　　　D. 铁

4. 水果（　　）有助于保持血糖的稳定。
   A. 餐前吃　　　　　　　　　　　　B. 一口饭一口水果
   C. 两餐之间吃　　　　　　　　　　D. 饭后吃

5. （　　）是碳水化合物的主要来源。
   A. 肉类　　　　　B. 水果　　　　　C. 豆制品　　　　D. 粮谷类

二、多选题

1. 铬是胰岛素的辅助因子，它的作用有（　　）。
   A. 可增强胰岛素降血糖的效能　　　B. 抑制黑色素生成
   C. 预防动脉粥样硬化　　　　　　　D. 改善糖耐量

2. 锌缺乏会对老年人身体产生的影响有（　　）。
   A. 食欲不振　　　　　　　　　　　B. 免疫功能障碍
   C. 高血压和动脉粥样硬化　　　　　D. 肥胖

3. 老年人缺钙易患骨质疏松症，以下食材含钙丰富的有（　　）。
   A. 奶类　　　　B. 海带　　　　　C. 萝卜　　　　　D. 虾皮

4. 以下属于酸性食品的有（　　）。
   A. 柠檬　　　　B. 鸡蛋　　　　　C. 甜虾
   D. 西蓝花　　　E. 面包

5. 以下属于正确的老年人健康饮食原则的有（　　　）。

A. 少量多餐

B. 睡前喝一大杯水

C. 限制油脂摄取量

D. 烹调时可多放味精增加食物香味以刺激食欲

三、简答题

1. 老年人的合理营养是怎样的？

2. 简述多吃粗粮的好处。

3. 简述老年人的膳食平衡要点。

项目四拓展练习答案

项目五

老年营养配餐

项目概况

民以食为天，人每天都要进食。饮食为人类生存提供了物质基础，也影响着我们的身体健康。我国人民的饮食已由温饱型向小康型转变，人们对饮食的要求也越来越高，尤其老年人越来越注意养生保健。合理膳食无疑对改善老年人饮食质量，保持身体健康，防治疾病大有裨益。

通过学习本项目，学生能够掌握合理搭配科学饮食的原则，在对老年人进行膳食调查和营养状况评价的基础上学习使用常规营养食谱编制方法进行营养食谱的编制。

【学习目标】

『知识目标』

1. 认识老年人营养评价的指标。

2. 了解常用的膳食调查与营养状况的评价方法及步骤。

3. 掌握两种常用的食谱编制方法。

『技能目标』

1. 能够使用两种常用的方法独立编制营养食谱。

2. 能够对老年人的膳食状况进行调查。

3. 能够根据老年人营养状况评价指标对其营养状况进行评价。

『职业素养目标』

1. 培养与老年人沟通交流的能力。

2. 培养独立思考及解决问题的能力。

3. 培养为老年人服务的服务意识。

任务一　老年膳食调查

任务目标

『知识目标』

1. 认识常用的膳食调查方法。
2. 了解常用膳食方法的优缺点。
3. 掌握常用膳食方法的操作流程。

『技能目标』

1. 能够对个体或群体老年人的膳食情况进行调查。
2. 能够对调查结果进行分析整理。
3. 能够针对不同的老年人个体或群体选择合适方法进行调查。

『职业素养目标』

1. 培养与老年人交流沟通的能力。
2. 培养独立分析思考问题的能力。

情境导入

李奶奶，67 岁，身高 158cm，体重 58kg，劳动强度为轻体力劳动。表 5.1 是采用 24h 膳食回顾法对李奶奶一天的膳食情况进行的调查。

表 5.1　李奶奶一天的膳食情况

饮食时间	食物名称	原料名称	原料质量
早餐	鸡蛋灌饼 1 个	小麦粉	75g
		鸡蛋	60g
		大豆油	5g
	牛奶 1 袋	牛奶	250g
	桃 1 个	桃	175g
中餐	米饭 1 碗	稻米	100g
	油菜炒瘦肉 1 份	油菜	100g
		猪瘦肉	15g
		大豆油	15g
	西瓜两大片	西瓜	625g
晚餐	米饭 1 碗	稻米	100g
	油菜炒瘦肉 1 份	油菜	200g
		猪瘦肉	90g
		大豆油	10g

续表

饮食时间	食物名称	原料名称	原料质量
晚餐	清炒芹菜1份	芹菜	160g
		大豆油	10g
	哈密瓜两片	哈密瓜	250g

任务描述

1）根据本任务的学习，掌握老年膳食调查的方法并比较其优缺点，总结方法中的关键点和关键步骤。

2）通过对李奶奶的膳食调查分析加深对老年膳食调查方法运用的理解。

相关知识

膳食调查是营养调查中一个基本组成部分，是指通过不同的调查方法，了解被调查者一定时间内通过膳食所摄取的各种营养素的数量和质量，计算出热能与各种营养素的摄取量，与参考摄入量比较，评价该被调查者的营养需要得到满足的程度。膳食调查结果不仅可以为所调查人群进行正确膳食指导提供依据，还可以为国家食物的计划生产和改进人们营养状况提供基础数据。

膳食调查的主要内容包括调查期间每人每天所吃的食物品种和数量、烹调加工方法对维生素保存的影响、饮食制度与餐次分配是否合理、过去的膳食情况与饮食习惯、被调查者的生理状况及是否有慢性病影响等。

进行膳食调查时，估计每天膳食摄入情况可根据调查研究的目的、研究人群、对方法精准性要求、所用经费及研究时间的长短来确定适当的调查方法。膳食调查方法有多种，常采用的方法有24h膳食回顾法、记账法、称重法、化学分析法和食物频率法。

一、24h 膳食回顾法

24h膳食回顾法是通过询问被调查者过去24h（最后一餐吃东西开始向前推24h）实际的膳食（所有食物的种类和数量）摄入情况，对其食物摄入量进行计算和评价的一种方法。此方法可通过面对面、电话或自动询问方式进行，通常利用开放式调查表进行面对面的询问，调查时间控制在15～40min。经过培训的调查员用引导性提问的方式帮助被调查者回顾一天内所消耗的所有食物。

不管是大型的全国膳食调查，还是小型的家庭中个体的食物消耗状况的研究课题，都可采用这一方法来估计膳食摄入量。近年来，我国全国性的住户调查中个体食物摄入状况的调查均采用此方法。在实际工作中，一般选用3天（通常选用两个工作日和一个休息日）连续调查，采用24h膳食回顾法对所有家庭成员进行连续3天个人食物摄入量调查，记录消耗的所有食物量（包括在外用餐），食物量通常用家用量具、食物模型或实物图进行估计。然后计算每人每天营养素的摄入量。24h膳食回顾法调查表样式见表5.2。

表 5.2 24h 膳食回顾法调查表

食物名称	原料名称	原料编码 D1	原料重量 D2/g	进餐时间 D3	进餐地点 D4

资料来源：葛可佑，2004. 中国营养科学全书（上下册）[M]. 北京：人民卫生出版社.
注：
① D3：1 早餐；2 上午小吃；3 午餐；4 下午小吃；5 晚餐；6 晚上小吃。
② D4：1 在家；2 单位/学校；3 饭馆/摊点；4 亲戚/朋友；5 幼儿园；6 节日/庆典。

24h 膳食回顾法对调查员的要求比较高，需要掌握一定的调查技巧。例如，要了解市场上主副食供应的品种和价格，食物生熟比值和体积之间的关系，即按食物的体积能准确估计其生重值；在家庭就餐时，一般是一家人共用几盘菜肴，因而要耐心询问每人摄入的比例，这样在掌握每盘菜所用原料的基础上，即能算出每人的实际摄入量。在询问过程中，调查员不但要有熟练的专业技巧，还要有诚恳的态度，如此才能获得较准确的食物消耗资料。

24h 膳食回顾法是目前常用的一种膳食调查方法，其优点主要是所用时间短。食物的摄入能够量化，不会改变被调查者的饮食习惯，不依赖被调查者的长期记忆，应答效率较高，可用来评估大样本人群组的膳食摄入量，并能得到个体的膳食营养素摄入状况，对于人群营养状况的原因分析也是非常有价值的。但 24h 膳食回顾法有一定的局限性，当样本较大、膳食相对单调时，可能对结果有很大的影响，对食物份额的大小很难准确评估；对调查员的培训要求比较严格，否则调查员间很难标准化。由于调查主要依赖被调查者的记忆来描述他们的膳食，24h 膳食回顾法不适合 7 岁以下的儿童和 75 岁以上的老年人及近期记忆较差的老年人。

二、记账法

记账法又称查账法，通过记录查阅购买食物的账目来了解调查期间被调查者消耗的各种食物量。通常是记录一定时期内的食物消耗总量，并根据同期的进餐人数，计算每人每天各种食物的平均摄入量。在养老机构等集体单位如果不需要个人的数据，只要平均值，可以不称量每人摄入的熟食重，只称量总的熟食量，然后减去剩余量，再被进餐人数平均，即可得出平均每人的摄入量。调查时间根据研究项目的需求而定，可一个月或更长。例如，为了研究慢性病与饮食的关系，可采用长达一年的膳食记录方法。该方法适合家庭调查，也适用于养老机构调查。具体方法如下。

1. 记录食物数量

1）清查库存。在开始调查前将已购进的各种食物记账。

2）每日登记。确定调查期限，将在调查期限内食堂每天购买的各种食物逐一记账。

3）清点剩余。结束调查时，再将食堂剩余的各种食物进行记录。

用1）+2）－3），即可得到调查期间被调查者消耗的食物总量。

为了确保记录的准确性，调查中应对食物的品牌及主要配料详细记录；记录液体、半固体及碎块状食物的容积，可用标准量的杯和匙、盘、碗定量；糖或包装饮料可用食品标签上的重量或容积；对各种糕点可记录食物的重量。在调查过程中，注意要称量各种食物的可食部。如果调查的某种事物为市品量（毛重），计算食物营养成分应按市品计算。根据需要也可以按食物成分表中各种食物的可食百分比转化成可食部数量。

2. 计算总人日数

对调查期间每日每餐的进餐人数、年龄、性别、劳动强度进行统计，计算总人日数，将各年龄组人数或折合人日数相加即得总人日数。人日数是代表被调查者用餐天数的情况。如调查期间早、中、晚三餐人数一致，则将调查期间早、中、晚三餐的任何一餐就餐人数相加之和即得人日数；如调查期间一日三餐用餐人数不等，则需要按性别、年龄填用餐人数，然后将调查期间早、中、晚用餐人数分别相加，再分别乘以进餐系数，再将早、中、晚乘积相加，即得折合人日数。进餐系数为早、中、晚三餐所摄入的食物量和能量占全天摄入量的百分比，一般可按20%、40%、40%来计算。家庭成员每天用餐登记表见表5.3。

表5.3 家庭成员每天用餐登记表

家庭编号省/区（T1） 市/县（T2） 区/乡（T3） 居委会/村（T4） 调查户（T5）

姓名（A1）	刘甲			郑乙			刘丙			刘丁		
序号*（A2）	01			02			03			04		
年龄（V26）/岁	68			54			28			18		
工种	离休			家务			工人			中专生		
劳动强度（V27）	1			2			3			3		
生理状况（V28）	0			0			0			0		
日期及餐次（早V33、中V34、晚V35）	早	中	晚	早	中	晚	早	中	晚	早	中	晚
9月14日	1	1	1	1	1	1	0	1	0	0	0	1
9月15日	1	1	1	1	1	1	0	1	1	1	1	1
9月16日	1	1	1	1	1	1	0	1	1	1	1	1
9月17日	1	1	1	1	1	1	0	0	1	0	0	0
用餐人数总数（V29）/人	4	4	4	4	4	4	0	3	3	2	2	3
餐次比（%）（V30）	20	40	40	20	40	40	20	40	40	20	40	40
折合人日数（V31）/人	4			4			2.4			2.4		
总人日数（V32）/人	13											

资料来源：葛可佑，2004. 中国营养科学全书（上下册）[M]. 北京：人民卫生出版社.

注：

① 劳动强度（V27）：1—极轻体力劳动（一般指坐位工种，如办事员、修表工）；2—轻体力劳动（一般指站位工种，如售货员、实验员、教师等）；3—中等体力劳动（学生、驾驶员、电工、金属制造工等）；6—其他（无体力劳动能力及12岁以下儿童）。

② 生理状况（V28）：0—正常；1—孕妇；2—乳母。

③ 用餐记录（V33～V35）：1—在家用餐；0—未在家用餐。

* 序号为01～09。

3. 计算平均每人每日摄入食物量

用食物摄入总量除以总人日数，计算出每人每日摄入食物量。

4. 计算每人每日热量和各种营养素摄入量

根据各种食物营养素含量，分别计算每人每日热量和各种营养素摄入量。

5. 评价

根据调查目的将计算结果与参考值比较。评价时要注意被调查者的年龄、性别和劳动强度，不同人群的热能和营养素需要量是不同的，只有根据不同人群进行评价才能得出客观的结论。

记账法的优点在于操作较简单，费用较低，人力少，可适用于大样本；在记录精确和每餐用餐人数统计确实的情况下，能够得到较准确的结果；此法较少依赖记账员的记忆，食物遗漏少；伙食单位的工作人员经过短期培训可以掌握这种方法，能定期自行调查。其缺点是调查结果只能得到全家或集体中人均的摄入量，难以分析个体膳食摄入状况。与其他方法相比较，记账法可以调查较长时期的膳食，适合进行全年不同季节的调查。

三、称重法

称重法是通过对食物进行称重或估计，了解被调查者当前食物消耗量的方法。

称重法一般可调查 3～7d 的食物消耗情况。在进行称重记录时，对每餐食用前的各种食物及时进行称重、记录，对剩余或废弃部分进行称重并加以扣除，从而得出个人每种食物的准确摄入量。调查时还要注意三餐之外摄入的水果、糖果和点心、花生、瓜子等零食的称重记录。进行膳食调查时并非所有东西都要称量。当称量可能会影响被调查者正常的饮食习惯时，对其所消耗的食物量进行描述也是可以接受的。例如，对食用快餐或在饭店内吃饭的人进行膳食调查时，由于食物品种多，只能靠被调查者描述来估计食物量。称重法精确可靠，但费时费力，需要被调查者的配合，所以一般只用于有特殊营养需要的人群，如老年人、特殊疾病患者等。具体调查步骤如下。

1. 称重

称出每餐所用食物的生重和烹调后该食物的熟重，用餐结束后再称出剩余量的重量（熟重）。最后计算出各种食物的实际消耗量（熟重）。实际消耗量（熟重）的计算公式为

$$实际消耗量（熟重）＝烹调后熟食重量－熟食剩余量$$

2. 生熟折合率

根据烹调前后食物的重量计算生熟折合率（生熟比）。生熟比的计算公式为

$$生熟比＝食物熟重/食物生重$$

例如，5kg 粳米烧熟后重量为 9kg，那么其生熟比是 9/5＝1.8。根据生熟比计算出每种食物烧熟后重量相当于生食的重量。以饺子的生熟比换算为例进行说明，见表 5.4。

实际消耗食物的生重＝实际消耗食物熟重/生熟比

＝（烹调后熟食重－熟食剩余量）/生熟比

表5.4　饺子的生熟比换算

原料	饺子5000g（生）所用原料/g	生熟比	吃500g（熟）饺子相当原材料/g
白菜	2500	0.5	125
肉	500	0.1	5
面粉	1000	0.2	20
油	100	0.02	0.2
盐	25	0.005	0.0125

3. 统计每餐就餐人数

统计每餐就餐人数，并计算出总人日数，如果年龄、劳动强度相差很大，应将各类别的总人日数进行分别登记。

4. 计算出每人每天平均摄入的生食物重量

每人每天平均摄入的生食物重量的计算公式为

平均摄入量＝各种食物实际消耗量（生重）/总人日数

通过食物成分表计算所摄入的各种营养素。目前，由于我国的食物成分表是以食物原料为基础的，在称重调查中多数食物要利用生熟比换算成原料量，以便计算各种营养素摄入量。我国部分食物成分表（2002年版）中分析了一些熟食成品的食物成分含量，如馒头、面条、米饭、糕点及包装食品等，这类食物可直接利用熟食的重量进行调查和分析。

称重法的主要优点是能测定食物份额的大小或重量，比其他方法准确细致，能获得可靠的食物摄入量。摄入的食物可量化，能准确地计算和分析每人每天营养素摄入量，是个体膳食摄入调查的较理想的方法。因此，常把称重法的结果作为标准来评价其他方法的准确性。但该方法费人力、物力，可用于个人（孕妇、乳母、病人）家庭或集体单位，不适合大规模调查。

四、化学分析法

化学分析法是测定被调查者一天内全部实物的营养成分，准确地获得各种营养素的摄入量的方法。

化学分析法下，样品收集方法有两种：第一种是双份饭菜法，即制作两份完全相同的饭菜，一份供食用，另一份作为分析样品；第二种是收集相同成分的方法，即收集整个研究期间消耗的各种未加工的食物或从当地市场上购买相同食物作为样品，但在质量和数量上，收集的样品与使用的样品不完全一致。

化学分析法由于代价高，仅适合较小规模的调查。例如，营养代谢试验可了解某种或几种营养素的体内吸收和代谢状况等；研究食物中的一些具有生物活性的成分与疾病的关系，如类胡萝卜素、类黄酮、植物雌激素等，需要得到食物中这些生物活性成分含量的数据，而在通常的食物成分表中无法找到，就要进行化学分析法测定。

化学分析法的优点在于容易收集样品，能够可靠地得出食物中各种营养素的实际摄入量。其缺点是操作复杂，除非特殊需要精确测量，否则一般不做，目前很少单独使用，常与其他收集食物消耗量的方法（如称重法）结合使用。

五、食物频率法

食物频率法是估计被调查者在指定的时期内摄入某些食物的频率的方法。这些食物类型是指在各种食物都比较充裕的条件下，以问卷形式进行膳食调查，以调查个体经常性的食物摄入种类，根据每天、每周、每月甚至每年所摄入各种食物的次数或食物的种类来评价膳食营养状况。近年来，此方法被应用于了解一定时间内的日常摄入量，以研究既往膳食习惯与某些慢性病的关系。

食物频率法的主要优点是能够迅速得到平时食物摄入种类和摄入量，反映长期营养素摄取模式；可以作为研究慢性病和膳食模式关系的依据；其结果也可作为在群众中进行膳食指导、宣传教育的参考；对调查员要求不高，方法简单，费用少，不影响被调查者的饮食习惯，应答率较高。食物频率法的缺点是需要对过去的食物进行回忆，被调查者的负担取决于所列食物的数量、复杂性及量化过程等；与其他方法相比，对食物份额大小的量化不准确。另外，编制、验证食物表需要一定时间和精力；该方法不能提供每天之间的变异信息；较长的食物表、较长的回顾时间经常会导致摄入量偏高；回答有关食物频率问题的认知过程可能十分复杂，比那些关于每天食物模式的问题要复杂得多；当前的食物模式可能影响对过去膳食的回顾，准确性差。

任务实施

针对本任务的"情境导入"进行膳食调查结果分析。

1. 每人每天各种食物的平均摄入状况记录

首先将被调查者一天的所有食物进行分类：谷类及其制品、豆类、薯类、动物性食物（蛋类、水产品、肉类、乳类）、纯能量食物（植物油、动物油、食用糖、淀粉、酒精）、其他（除上述 5 类食物之外的所有食物）。然后将相同类相加归纳在一起。根据李奶奶的基本信息，通过查中国居民膳食营养素参考摄入量得出李奶奶一天的能量摄入为1700kcal，再根据《中国老年人膳食指南（2016）》查出每类食物的宝塔建议量，然后填入表 5.5 中。

表 5.5 李奶奶每天各种食物的平均摄入状况记录

类别	食物原料名称	摄入量	宝塔建议量
谷类、薯类、杂豆类	小麦粉	75g	
	稻米	200g	
合计		275g	225g
蔬菜	油菜	300g	
	芹菜	160g	
合计		460g	300g

续表

类别	食物原料名称	摄入量	宝塔建议量
水果	桃	175g	
	西瓜	625g	
	哈密瓜	250g	
合计		1050g	200g
蛋类	鸡蛋	60g	
合计		60g	25g
水产品		0	
合计		0	50g
肉类	猪瘦肉	105g	
合计		105g	50g
乳类	牛奶	250mL	
合计		250mL	300mL
大豆类		0	
合计		0	30g
烹调油	大豆油	40g	
合计		40g	20g

2. 计算各种营养素摄入量

按照食物原料名称查找食物成分表对应数值，计算能量和各营养素的摄入量。注意食物的可食部分。

可食部分营养素可以通过以下公式计算：

$$X = A \times EP/100$$

式中，X 为 100g 食品中某营养素的含量；A 为每 100g 可食部分食物中该营养素的含量；EP 为可食用部分比例。

例如，按照食物成分表查出稻米和油菜的营养成分，见表 5.6，计算稻米和油菜的营养素摄入量。

表 5.6　稻米和油菜的营养成分表

食物	可食部/%	能量/kcal	蛋白质/g	脂肪/g	碳水化合物/g	维生素A/μg视黄醇当量	硫胺素/mg	核黄素/mg	烟酸/mg	维生素C/mg	钙/mg	铁/mg	锌/mg	硒/μg
稻米	100	346	7.4	0.8	77.9		0.11	0.05	1.9		13	2.3	1.7	2.23
油菜	87	23	1.8	0.5	38	103	0.04	0.11	0.7	36	108	1.2	0.33	0.79

假设稻米摄入量为 200g，油菜摄入量为 300g，由于稻米的可食部为 100%，食物成分表中表示的是每 100g 食物中营养素的含量，则 200g 稻米中所含有的各种营养素的量计算如下。

蛋白质含量 $= 200 \times 7.4/100 = 14.8$（g）

脂肪含量 $= 200 \times 0.8/100 = 1.6$（g）

硫胺素含量 $= 200 \times 0.11/100 = 0.22$（mg）

依次计算出摄入的 200g 稻米中其他营养素的含量。

油菜的可食部为 87%，则先依据可食部营养素计算公式（$A \times EP/100$）计算出 100g 市售食物营养成分的含量,再根据食物的摄入量来计算所摄入的营养素的含量。计算如下。

$$100g\ 市售油菜中蛋白质含量=1.8×87/100≈1.57(g)$$
$$100g\ 市售油菜中脂肪含量=0.5×87/100≈0.44(g)$$
$$100g\ 市售油菜中硫胺素含量=0.04×87/100≈0.03(mg)$$

依次计算出 100g 市售油菜中其他营养素的含量。

若摄入的油菜量为 300g,则摄入的油菜提供的营养素的含量计算如下。

$$蛋白质含量=300×1.57/100=4.71(g)$$
$$脂肪含量=300×0.44/100=1.32(g)$$
$$硫胺素含量=300×0.03/100=0.09(mg)$$

依次计算出由 300g 油菜提供的其他营养素的含量。

将李奶奶一天所摄入的所有食物提供的营养素含量相加,得出营养素摄入量,见表 5.7。

表 5.7　营养素摄入量计算

营养素	能量/kcal	蛋白质/g	脂肪/g	碳水化合物/g	维生素A/μg 视黄醇当量	硫胺素/mg	核黄素/mg	烟酸/mg	维生素C/mg	钙/mg	铁/mg	锌/mg	硒/μg
摄入量	1966	69	63.9	282	1052	1.33	1.32	15	162	722	18	12	36.4

营养素摄入量评价见表 5.8。

表 5.8　营养素摄入量评价

营养素	摄入量	RNI	占 RNI(或 AI)的百分比/%	UL 值
能量/kcal	1966	1600	123	
蛋白质/g	69	55	125	
脂肪/g	63.9	20%~30%	范围内	
碳水化合物/g	282	50%~65%	范围内	
维生素 A/μg 视黄醇当量	1052	700	150	3000
硫胺素/mg	1.33	1.3	102	
核黄素/mg	1.32	1.4	94	
烟酸/mg	15	13	115	35
维生素 C/mg	162	100	162	1000
钙/mg	722	1000	72	2000
铁/mg	18	15	120	50
锌/mg	12	11.5	104	37
硒/μg	36.4	50	73	400

3. 计算能量摄入量及营养素来源

根据食物成分表,分别计算各类食物三大产能营养素的摄入量,再根据营养素摄入量与产生能量多少的换算关系,即 1g 蛋白质产生能量为 4kcal,1g 脂肪产生能量为 9kcal,1g 碳水化合物产生能量为 4kcal,计算出三大产能营养素提供的能量。

例如，根据食物成分表计算出李奶奶一天摄入的蛋白质为69g，脂肪为63.9g，碳水化合物为282g，则她的膳食中三大产能营养素提供的能量计算如下。

$$蛋白质含量69×4＝276(kcal)$$
$$脂肪含量63.9×9≈575(kcal)$$
$$碳水化合物含量282×4＝1128(kcal)$$

利用公式"供能百分比＝同类食物供给的所有能量/全天摄入的总能量×100%"计算动物性食物和植物性食物提供的能量占总能量的百分比。

以本任务的"情境导入"为例，若全天来源于动物性食物的种类和数量已知，通过查阅食物成分表，可知能提供361kcal能量，则动物性食物供能比为361/1966≈0.184，动物性食物提供的能量约占全天总能量的18.4%；来源于植物性食物的能量是1966－361＝1605(kcal)，则植物性食物供能比为1605/1966×100%≈81.60%，植物性食物提供的能量约占全天总能量的81.6%。植物性食物又可细分为谷类、豆类、薯类、其他植物性食物。烹调油属于纯能量食物。再分别对同类食物供给的能量进行相加。

4. 计算三大产能营养素提供的能量百分比

三大产能营养素提供的能量百分比的计算公式为

$$提供能量百分比＝各类营养素提供的能量/全天摄入的总能量×100%$$
$$来源于蛋白质的能量百分比＝276/1966×100%≈14%$$
$$来源于脂肪的能量百分比＝575/1966×100%≈29%$$
$$来源于碳水化合物的能量百分比＝1128/1966×100%≈57%$$

5. 计算蛋白质、脂肪的食物来源

各类食物提供的蛋白质、脂肪的量的计算公式为

$$各类食物提供的蛋白质的量/全天摄入的蛋白质的总量×100%$$
$$各类食物提供的脂肪的量/全天摄入的脂肪的总量×100%$$

根据前文的计算，得出李奶奶的能量、蛋白质、脂肪的食物来源，见表5.9。

表5.9　李奶奶的能量、蛋白质和脂肪的食物来源

项目	食物种类	摄入量	占总摄入能量的百分比/%
能量的食物来源	谷类	950kcal	48.3
	豆类	0	0
	薯类	0	0
	其他植物性食物	295kcal	15.0
	动物性食物	361kcal	18.4
	纯能量食物	360kcal	18.3
能量的营养素来源	蛋白质	276kcal	14
	脂肪	575.1kcal	29
	碳水化合物	1128kcal	57
蛋白质的食物来源	谷类	23.2g	33.6
	豆类	0	0
	动物性食物	35.8g	51.9
	其他食物	10g	14.5

项目	食物种类	摄入量	占总摄入能量的百分比/%
脂肪的食物来源	动物性食物	19.1g	29.9
	植物性食物	44.8g	70.1

6. 计算三餐的供能比

三餐的供能比的相关计算公式为

早餐的供能比＝早餐提供的能量/全天摄入的总能量×100%

中餐的供能比＝中餐提供的能量/全天摄入的总能量×100%

晚餐的供能比＝晚餐提供的能量/全天摄入的总能量×100%

根据计算公式，得出李奶奶的三餐供能比。

7. 膳食调查结果初步分析

1）三餐供能比为早餐：中餐：晚餐＝30%：（30%～31%）：39%。

2）优质蛋白质摄入量百分比为51.9%，无豆类蛋白质摄入。

3）动物性脂肪摄入量百分比为29.9%；植物性脂肪摄入量百分比为70.1%；油脂摄入量为40g，大于RNI 20g。

4）三大产能营养素供能百分比为蛋白质：脂肪：碳水化合物＝14%：29%：57%。

5）豆类和薯类食物缺乏，鱼虾类食物缺乏，谷类食物适中，蔬菜和乳类摄入量与推荐量接近，畜禽肉类、蛋类、水果摄入量大大超出了RNI，尤其是水果的摄入量。

建议：控制油脂的摄入。增加豆类食物的摄入量，尽量保证每天都有豆类或豆制品食物的摄入。增加水产品的摄入量，有条件尽量选择深海鱼。水果中糖分的含量有点高，应控制摄入量。控制畜肉的摄入量，尽管是瘦肉，但其脂肪的含量也不低，为了保证食物的多样性，尽量选择多种多样的动物性食物。由于计算的是一天的膳食结果，不具有代表性，以上建议仅供参考。

任务点评

通过本任务的学习，对自己的知识点掌握情况做出自评。

评价内容	知识点	掌握程度 （A. 良好；B. 一般；C. 不好）	重难点总结
膳食调查方法	24h膳食回顾法		
	记账法		
	称重法		
	化学分析法		
	食物频率法		
	比较5种膳食调查方法的优缺点		

延展阅读

养老保险制度应"多腿"走路

近日，人力资源社会保障部官网发布消息称，正研究制定养老保险第三支柱政策文件，拟考虑采取账户制，并建立统一的信息管理服务平台，符合规定的银行理财、商业养老保险、基金等金融产品都可以成为养老保险第三支柱的产品。这一消息受到社会广泛关注。

从实践看，我国养老保险制度是一个"三支柱"体系：第一支柱为基本养老保险，第二支柱为企业年金和职业年金，第三支柱为个人储蓄型养老保险和商业养老保险。

作为第一支柱的基本养老保险，目前已经基本实现制度全覆盖，正在朝着人员全覆盖目标迈进。截至2018年底，全国参加基本养老保险人数超过9.4亿人，累计结存基金5.8万多亿元，"全覆盖、保基本"的目标基本实现。作为第二支柱的企业年金和职业年金这些年也逐步形成了一定规模。截至2018年底，全国有8.74万户企业建立了企业年金，参加职工2388万人，累计结存基金近1.48万亿元。无论是参与企业、参加职工，还是基金规模，都呈逐年增加趋势。相比之下，作为第三支柱的商业养老保险发展相对滞后，产品和服务供给仍显不足，覆盖面所占比例也比较小。这与要建成多层次社会保障体系的要求还有不小差距。

三大支柱比例失衡造成的结果是，多数人退休后主要收入只能来自基本养老金。近10多年来，我国不断提高退休人员养老金水平，但基金收支的压力也在凸显。当前，结构性问题已成为我国养老保险制度运行的主要矛盾。2018年底，全国60周岁以上人口为2.49亿人，占总人口的比例为17.9%，其中65周岁以上人口占总人口的比例为11.9%。人口老龄化对养老保险的一个深层影响，就是养老保险的抚养比呈逐年下降趋势，缴费的人少了，领钱的人多了，这自然会对养老保险的可持续发展带来压力和挑战。

不仅是中国，在全球老龄化环境下，养老问题是全世界面临的共同挑战。在日益严峻的老龄化形势下，我国在养老金体系完善上急需解决增量和存量两大难题。加快建立以个人养老金账户为基础的第三支柱养老金体系，实施由政府、企业和职工三方责任共担、相互补充的多支柱模式，能够使养老金供给多元化，可减轻财政支付的养老压力。

经过这些年的发展，银行理财等金融产品已成为家庭财富管理的重要方式之一。此次人力资源社会保障部明确将符合规定的银行理财、商业养老保险、基金等金融产品纳入第三支柱养老金，无疑可增强第三支柱的吸引力和激励性，优化第三支柱个人账户的资产配置结构，促进第三支柱快速发展。

当然，从制度形成到具体落地，也需要一个过程。实现这一过程，服务是关键。从目前来看，市面上一些保险产品过于简单，其设计及服务水平与公众需求存在差距；此外，公众的养老投资意识较低，许多人对养老问题仍抱着"车到山前必有路"的心态。这些因素均导致了我国商业养老保险在未来一个时期内仍将处于初级发展阶段。

从顶层设计看，"第三支柱"个人养老制度的推广落实，需要得到国家立法和财税政策支持，以引导全体经济活动人口参与到这项自愿参加、自我主导的积累型养老金制度中；从产品设计上，也要满足各种不同群体的投资偏好和不同年龄账户持有人的需求；

从参保对象看，还要同期加强对公众的养老金融教育。如此，未来人们有望通过购买商业保险与养老基金等方式，在实现财富增值的同时，为老年生活增加筹码。

（资料来源：韩秉志，2019．养老保险制度应"多腿"走路[EB/OL]．（2019-06-17）[2019-12-15]．
http://www.peopleweekly.cn/html/2019/jiankang_0617/15621.html.）

任务二　评价老年人营养状况

任务目标

『知识目标』

1. 认识营养状况体格测量的主要指标。
2. 了解营养状况体格测量的方法。
3. 掌握营养状况检查常见的营养指标。

『技能目标』

1. 能够根据老年人的营养测量指标判断其营养状况。
2. 能够根据老年人的营养状况进行评价。
3. 能够根据评价结果提出合理的营养指导。

『职业素养目标』

1. 培养与老年人交流沟通的能力。
2. 培养独立分析思考问题的能力。

情境导入

营养的好坏直接关系到老年人的身体健康、抗病能力和寿命长短。改善老年人营养状况对提高老年人生活质量，降低社会负担有重要意义。随着社会的发展，家庭规模的缩小，以及城市生活、工作压力等，传统的家庭养老功能弱化，社会养老迅速发展。养老机构作为社会养老的一部分，其作用非常重要。据报道，我国许多养老机构的老年人营养不良，影响了老年人的健康状况与生活质量。面对我国如此庞大的老年人群，评价老年人营养状况，对采取有效措施预防并及时纠正营养不良具有重要意义。

任务描述

1）根据本任务的学习，了解老年人的营养状况评价中的体格测量指标和生化检查指标，分析应该从哪些方面对老年人的营养状况进行评价，以及如何评价。

2）以个人为单位，选择身边的一位老年人对其营养状况进行评价。

相关知识

在对老年人营养状况进行评价时，常用的方法有体格测量及生化检查。

一、体格测量

人体体格测量的根本目的是评价机体膳食营养状况。可以反映人体营养状况的指标很多，不同年龄、不同生理状况的人选用的体格测量指标有所不同，而且指标的测定方法也存在着较大差异。例如，成年人常用的体格测量指标是身高、体重、胸围、腰围、臀围、上臂围和皮褶厚度等，其中以身高和体重最重要，因为它们综合反映了蛋白质、能量及其他一些营养素的摄入、利用和储备情况，反映了机体、肌肉、内脏的发育和潜在能力。对成人而言，身高已基本无变化，当蛋白质和能量供应不足时，体重的变化更灵敏，因此常作为了解蛋白质和能量摄入状况的重要观察指标。

（一）体格测量常用指标及方法

1. 身高

测量方法：被测者上肢自然下垂，足跟并拢，足尖分开呈 60°，足跟、骶骨部及两肩间区与立柱相接触，躯干自然挺直，头部正直，耳屏上缘与眼眶下缘呈水平位。将水平压板轻轻沿立柱下滑，轻压于被测者头顶，读数，精确至 0.1cm。

2. 体重

体重值一天中会随着进食、运动、排泄而有波动，一般在早晨测量较为适宜（清晨空腹）。

测量方法：体重秤应放在平稳的地面上，在测量前必须调整至零点，有条件的应对体重秤进行调试，达不到要求的秤不能使用。称重之前应排尽大小便，测量时应脱去鞋帽和外衣，待被测者在体重秤上站稳后读数，读数以 "kg" 为单位，精确到 0.1kg。

调试方法：用量筒取 10L 水于容器中，以 10L 水为参照物，每次增加 10L 水与体重秤显示的数值进行比较，来判断体重秤是否符合标准，误差不能超过 0.1kg。

3. 胸围

测量方法：被测者自然站立，两脚分开与肩同宽，双肩放松，两上肢自然下垂，平静呼吸。将卷尺上缘经背部肩胛下角下缘向胸前绕一周。卷尺围绕胸部的松紧度应适宜，以对皮肤不产生明显压迫感为度。应在被测者吸气尚未开始时读数，精确至 0.1cm。

4. 腰围

测量方法：被测者自然站立，平视前方。测量者甲选肋下缘最底部和髂前上棘连线的中点，以此中点将卷尺水平围绕一周，在被测者吸气末、呼气未开始时读数。测量者乙要充分协助，观察卷尺围绕腰的水平面是否与身体垂直，并记录读数，精确至 0.1cm。

5. 臀围

臀围是臀部向后最突出部位的水平围度。

测量方法：被测者自然站立，臀部放松，平视前方。将卷尺置于臀部向后最突出部位，以水平围绕臀一周测量，读数精确至 0.1cm。

6. 上臂围

上臂围与体重密切相关。上臂紧张围与上臂松弛围二者之差，反映了肌肉的发育状况。一般差值越大，说明肌肉发育状况越好。

1）上臂紧张围。上臂紧张围是指上臂肱二头肌最大限度收缩时的围度。

测量方法：被测者上臂斜平举约 45°，手掌向上握拳并用力屈肘；将卷尺在上臂肱二头肌最粗处绕一周进行测量。

2）上臂松弛围。上臂松弛围是指上臂肱二头肌最大限度松弛时的围度。

测量方法：在测量上臂紧张围后，将卷尺保持原来的位置不动，令被测者将上臂缓慢伸直，将卷尺在上臂肱二头肌最粗处绕一周进行测量。

7. 皮褶厚度

皮褶厚度是衡量个人营养状况和肥胖程度较好的指标。测定部位有肱三头肌部、肱二头肌部、肩胛下角、髂嵴上部，其中前 3 个部位最重要，可分别代表个体肢体、躯干、腰腹等部分的皮下脂肪堆积情况，对判断肥胖和营养不良有重要价值。

（1）肱三头肌部皮褶厚度

测量方法：被测者自然站立，被测部位充分裸露。用油笔标记出右臂后面从肩峰到尺骨鹰嘴连线中点处。用左手拇指和食指、中指将被测部位皮肤和皮下组织夹提起来。在该皮褶提起点的下方用皮褶计测量其厚度，用右拇指松开皮褶计钳柄，使钳尖部充分夹住皮褶；在皮褶计指针快速回落后立即读数。连续测量 3 次，读数以"mm"为单位，精确到 0.1mm。

（2）肱二头肌部皮褶厚度

测量方法：被测者自然站立，被测部位充分裸露。被测者上臂放松自然下垂，测量者取肱二头肌肌腹中点处（基本与乳头平），为肩峰与肘鹰嘴连线中点上 1cm，并用油笔标记出该点。顺自然皮褶方向，用左手拇指和食指、中指将被测部位皮肤和皮下组织夹提起来。在该皮褶提起点的下方用皮褶计测量其厚度，用右拇指松开皮褶计钳柄，使钳尖部充分夹住皮褶；在皮褶计指针快速回落后立即读数。连续测量 3 次，读数以"mm"为单位，精确到 0.1mm。

（3）肩胛下角皮褶厚度

测量方法：被测者自然站立，被测部位充分裸露。测量者用油笔标出右肩胛下角位置。在右肩胛骨下角下方 1cm 处，顺自然皮褶方向（即皮褶走向与脊柱呈 45°），用左手拇指和食指、中指将被测部位皮肤和皮下组织夹提起来。在该皮褶提起点的下方用皮褶计测量其厚度，用右拇指松开皮褶计钳柄，使钳尖部充分夹住皮褶；在皮褶计指针快速回落后立即读数。连续测量 3 次，读数以"mm"为单位，精确到 0.1mm。

（4）髂嵴上部皮褶厚度

测量方法：被测者自然站立，被测部位充分裸露。在腋前线向下延伸与髂嵴上相交点垂直捏起皮褶。在该皮褶提起点的下方用皮褶计测量其厚度，用右拇指松开皮褶计卡钳钳柄，使钳尖部充分夹住皮褶；在皮褶计指针快速回落后立即读数。连续测量 3 次，读数以 "mm" 为单位，精确到 0.1mm。

（二）体格测量指标的评价

体重、身高是人体测量资料中的基础数据，可以从生长发育的角度反映整体的营养状况。体重可以反映或长或短时间内营养状况的变化。短期的体重变化主要反映体液平衡的改变，较长期的体重变化则代表组织重量的变化。

1. 常用的体重评价指标

（1）实际体重占理想体重百分比

实际体重占理想体重百分比的计算公式为

实际体重占理想体重百分比（%）＝实际体重（kg）/理想体重（kg）×100%

理想体重常用的计算公式为

$$男性成人理想体重（kg）＝身高（cm）-105$$
$$女性成人理想体重（kg）＝[身高（cm）-100]×0.9$$

实际体重占理想体重百分比的评价标准：实际体重占理想体重百分比为90%～110%时可判定为体重正常，小于80%为消瘦，80%～90%为偏轻，110%～120%为超重，120%～130%为轻度肥胖，130%～150%为中度肥胖，大于150%为重度肥胖。

（2）体重指数

体重指数（body mass index，BMI）是评价 18 岁以上成人群体营养状况的常用指标。它不仅较敏感地反映体形胖瘦程度，而且与皮褶厚度、上臂围等营养状况指标的相关性也较高。BMI 是目前常用的反映体重与身高状况的指数，是评价肥胖和消瘦的良好指标。其计算公式为

$$体重指数＝体重（kg）/[身高（m）]^2$$

BMI 的评价标准有多种，除世界各国广泛采用的世界卫生组织（World Health Organization，WHO）成人标准外，还有针对亚太地区人群的亚洲成人标准，以及我国国内发布的标准。其中，第二种标准很少有人采用。

1）WHO 成人标准见表 5.10。

表 5.10　WHO 发布的成人 BMI 评定标准

等级	BMI 值/（kg/m²）	等级	BMI 值/（kg/m²）
营养不良	<18.5	一级肥胖	30.0～34.9
正常	18.5～24.9	二级肥胖	35.0～39.9
肥胖前状态	25.0～29.9	三级肥胖	>40.0

2）亚太地区标准。WHO 肥胖专家顾问组在 2002 年提出亚洲成人 BMI 评定标准为：小于 18.5kg/m² 为体重过低，18.5～22.9kg/m² 为正常，大于或等于 23.0kg/m² 为超重，23.0～24.9kg/m² 为肥胖前期，25.0～29.9kg/m² 为一级肥胖，大于或等于 30.0kg/m² 为二

级肥胖。

3）国内标准。国际生命科学学会中国办事处中国肥胖问题工作组提出中国成人 BMI 评定标准为：小于 18.5kg/m² 为体重过低，18.5～23.9kg/m² 为正常，24.0～27.9kg/m² 为超重，大于 28.0kg/m² 为肥胖。具体标准见表 5.11。

表 5.11　中国成人 BMI 判定标准

等级	BMI 值/（kg/m²）	等级	BMI 值/（kg/m²）
重度蛋白质—能量营养不良	<16.0	正常	18.5～23.9
中度蛋白质—能量营养不良	16.0～17.4	超重	24.0～27.9
轻度蛋白质—能量营养不良	17.5～18.4	肥胖	>28.0

2. 腰臀比

腰臀比（waist-hip ratio，WHR）是指分别测量腰围与臀围，再计算出其比值。正常成人的腰臀比：男性<0.9，女性<0.85。超过此值为中央型（又称腹内型、内脏型）肥胖。中国人虽然 BMI 高者的数量不多，但实际上可能有脂肪堆积和（或）分布异常，值得进一步调查研究。

3. 皮褶厚度

皮褶厚度测量可以测定皮下脂肪的含量，间接推算体脂总量，判定营养状况，还可以根据皮褶厚度的变化反映机体能量代谢的变化。

根据测量的数值，可以按下式推算全身体脂含量（total body fat，TBF），计算结果大于 20%者为体脂过多。

$$总体脂=[0.911\,37×肱三头肌部皮褶厚度+0.178\,71×肩胛下角皮褶厚度$$
$$+0.153\,81×髂嵴上部皮褶厚度-3.601\,46]×100\%$$

皮褶厚度以肩胛下角皮褶厚度与肱三头肌部皮褶厚度之和来判断。

肱三头肌部皮褶厚度正常参考值：男性为 8.3mm，女性为 15.3mm。实际值达到正常值的 90%以上为正常，80%～90%为轻度营养不良，60%～80%为中度营养不良，小于 60%为重度营养不良。评价标准见表 5.12 和表 5.13。

表 5.12　肩胛下角皮褶厚度的评价标准

性别	消瘦	正常	肥胖
男	<10mm	10～40mm	>40mm
女	<20mm	20～50mm	>50mm

表 5.13　肱三头肌部皮褶厚度评价标准（实测值/参考值）

分类	重度营养不良	中度营养不良	轻度营养不良	正常
结果	<60%	60%～80%	80%～90%	>90%
参考值：男性 8.3mm，女性 15.3mm				

4. 上臂围

上臂围是测量骨骼肌含量的指标，与皮褶厚度测量结果合用可以综合反映机体的构成情况。我国成人男性上臂围平均为 27.5cm，女性为 25.8cm。测量值大于参考值的 90% 为营养正常，80%～90% 为轻度营养不良，60%～80% 为中度营养不良，小于 60% 为重度营养不良。

二、生化检查

生化检查是借助生理、生化实验手段评价营养状况的临床常用方法，还可用于营养治疗效果的评价。生化检查一般包括营养指标和免疫指标检查。常见的检查内容包括：①血液中营养素或其标志物含量的测定；②血液、尿液中营养素代谢产物含量的测定；③与营养素有关的血液成分或酶活性的测定；④测定血、尿中因营养素不足而出现的异常代谢产物；⑤进行负荷、饱和及同位素实验。营养状况的实验室检查目前常测定的样品为血液、尿样等，主要内容如下。

（一）血红蛋白

采用氰化高铁血红蛋白测定法测定血红蛋白。血红蛋白正常值：成年男性>120g/L，成年女性>110g/L。成年男性<120g/L，成年女性<110g/L，孕妇<100g/L，即认为贫血。根据血红蛋白降低程度的不同，将成年人贫血划分为以下 4 级，见表 5.14。

表 5.14　贫血的分级

级别	血红蛋白/（g/L）	临床表现
轻度	91～120（男） 91～110（女）	症状轻微
中度	61～90	体力劳动后感到心慌、气短
重度	31～60	卧床休息时也感心慌、气短
极重度	<30	常合并贫血性心脏病

（二）白蛋白

人血白蛋白是判断蛋白质营养不良的可靠指标，正常值为 35～55g/L，白蛋白/球蛋白值的正常范围是 1.5～2.5。

白蛋白在体内的半衰期较长（20d），急性蛋白质丢失或短期内蛋白质摄入不足时，白蛋白仍可以维持正常，因此，白蛋白主要用于评价机体较长时期内的蛋白质营养状况，不宜用于评价短期营养治疗效果。如果白蛋白下降，说明摄入量不足以持续较长时间；持久性降低说明蛋白质摄入量不足。

（三）前白蛋白

血清前白蛋白又称甲状腺素结合蛋白或维生素 A 转运蛋白，半衰期较短（1.9d），能比较敏感地反映近期蛋白质营养状况。前白蛋白的正常值为 250～500mg/L。但前白蛋白的含量易受多种疾病的影响，如不伴营养不良的感染状态下含量可能下降，肾功能衰竭时可能升高等。因此，前白蛋白不宜作为高应激状态下的营养评价指标。

（四）血清铁

血清铁水平不稳定，易受进食状况及其他生理情况影响，所以不能单用血清铁浓度来判断是否缺铁，应结合其他指标综合判断。当生理性缺铁需要量增加、各种慢性失血引起的铁丢失过多及铁摄入不足时，血清铁降低；而发生急性肝炎、恶性贫血、再生障碍性贫血等时，血清铁增高。血清铁测定参考值见表5.15。

表 5.15　血清铁测定参考值

类别	法定单位/（μmol/L）	惯用单位/（μg/L）
新生儿	18～45	1000～2500
婴儿	7～18	400～1000
儿童	9～12	500～1200
成年女性	9～29	400～1500
成年男性	13～31	500～1600

注：检验方法为亚铁嗪比色法。

（五）血清铁蛋白

血清铁蛋白是检查体内铁缺乏的最敏感的指标，其量的多少是判断体内缺铁还是铁负荷过量的指标。测定血清铁蛋白的方法包括放射免疫法或酶联免疫法。在缺铁早期，血清铁蛋白即会减少，血清铁蛋白小于16～200μg/L（放射免疫法），或者血清铁蛋白小于10μg/L（酶联免疫法）。

血清铁蛋白最主要的功能是储存铁，当发生缺铁性贫血、营养不良时，血清铁蛋白降低。血清铁蛋白参考值见表5.16。

表 5.16　血清铁蛋白参考值

类别	法定单位/（μmol/L）	惯用单位/（μg/L）
新生儿	25～200	25～200
1个月	200～600	200～600
2～5个月	50～200	50～200
6～15岁	7～140	7～140
成年女性	12～150	12～150
成年男性	150～200	150～200

（六）运铁蛋白

运铁蛋白的正常值为2.0～4.0g/L，在肝脏合成、半衰期为8.8d，能及时反映内脏蛋白质的急剧变化。其含量易受多种疾病与体内铁含量的影响。

几种血浆蛋白质的评价指标见表5.17。

表 5.17　几种血浆蛋白质的评价指标

蛋白质	正常值	轻度缺乏	中度缺乏	重度缺乏
白蛋白/（g/L）	35～55	30～35	25～30	<25
前白蛋白/（mg/L）	250～500	150～250	100～150	<100
运铁蛋白/（g/L）	2.0～4.0	1.5～2.0	1.0～1.5	<1.0

（七）视黄醇结合蛋白

视黄醇结合蛋白的半衰期非常短（10～12h），故又称快速反应蛋白，常用于评价近期营养支持疗效。其缺点是易受机体其他非营养因素干扰，缺乏特异性。视黄醇结合蛋白的正常值为 40～70μg/L。

（八）血脂

为了早期发现与诊断高脂蛋白血症，协助诊断动脉粥样硬化症，评价动脉粥样硬化疾患及监测评价饮食与药物治疗的效果，常常进行血液血脂的检测。血脂指标一般包括胆固醇、甘油三酯、血浆脂蛋白的测定。

（九）血清甲状腺激素、促甲状腺激素

血清甲状腺激素（T3/T4）的测定包括总 T3（TT3）、游离 T3（FT3），总 T4（TT4）、游离 T4（FT4）的测定。其中，T3、T4 或 FT4 的下降及促甲状腺激素（TSH）的升高是碘缺乏的指征。

（十）血清维生素 A

维生素营养状况可分为 5 类：缺乏、较少（边缘状态）、充足、过多和中毒。充足状态是指无临床体征，生化指标正常，生理功能完好，体内总储存量足以应对各种各样的应激状态和短期的低膳食摄入。关于缺乏和过多，只凭临床症状往往难以确定。维生素 A 营养状况应根据生化指标、临床表现，结合生理情况、膳食摄入情况综合给予判定。

（十一）尿负荷试验

水溶性维生素在体内没有特殊的储备组织和器官。当机体处于缺乏状态时，下一次摄入大剂量时将首先满足机体的需要，从尿中排出的水溶性维生素的量相对减少；反之，如果机体营养状态良好，则从尿中排出的水溶性维生素的量较多。因此，可以用尿负荷试验的结果对机体营养状况做出评价。常用负荷试验的维生素有维生素 C、硫胺素、核黄素、烟酸。在实际检测中一般让受试者口服一定量维生素，收集 4h 的尿液，测定该维生素的排出量。水溶性维生素营养评价（尿负荷试验）见表 5.18。

表 5.18 水溶性维生素营养评价（尿负荷试验）

类别	正常	不足	缺乏
维生素 C	≥10mg	3～10mg	≤3mg
硫胺素	≥200μg	100～200μg	≤100μg
核黄素	≥1300μg	500～1300μg	≤500μg
烟酸	3.0～3.9mg	2.0～2.9mg	2.0mg

常用的人体营养水平诊断参考指标及数值常受民族、体质、环境因素等多方面影响，因而是相对的。

任务实施

1）根据任务描述并结合下列表格，填写各调查结果，检验知识点的掌握情况。

2）以个人为单位，对身边的一位老年人进行调查。记录并分析该老年人的体格测量与生化检查，从而判断其营养状况。

知识点	问题	记录
体格测量	按照老年人体格测量指标进行测量并记录数据	
	按照测量指标进行评价分析	
生化检查	按照老年生化检查指标进行检查并记录数据	
	按照检查指标进行评价分析	
自我总结		

任务点评

通过本任务的学习，对自己的知识点掌握情况做出自评。

评价内容	知识点	掌握程度 （A. 良好；B. 一般；C. 不好）	重难点总结
体格测量	体格测量指标及方法		
	体格测量指标的评价		
生化检查	评价指标		
	熟记评价指标的正常数值		

延展阅读

老年高脂血症的保健常识

高脂血症指血浆脂质中一种或多种成分含量超过正常高限。其主要成分有甘油三酯、胆固醇酯、磷脂、游离脂肪酸等。胆固醇酯与甘油三酯受年龄、性别、生活习惯、进食质量等影响。

老年人得了高脂血症，除了积极药物治疗外，合理饮食也是促进和维持脂质代谢平衡的重要措施。因此，老年人要驾驭好限制总能量、低脂低胆固醇饮食、高纤维饮食、饮茶戒烟限酒、优化生活方式这"五套车"。

1. 限制总能量

老年人的基础代谢率降低，能量需要量要比成年人低。患高脂血症的老年人则更应严格控制能量的摄入，每人每天的能量摄入要控制在 29kcal/kg 之内，折合主食每天不宜超过300g。营养学家给老年人推荐的食品有馒头、米饭、面包、豆腐、豆浆、牛奶、瘦肉、鱼类及各种蔬菜、水果。

2. 低脂低胆固醇饮食

患高脂血症的老年人要严格控制动物脂肪或胆固醇的摄入，食油以富含不饱和脂肪酸的植物油为主，如豆油、花生油、玉米油，蛋类每天不超过1个鸡蛋，或2～3d食用1个鸡蛋。

3. 高纤维饮食

饮食中的膳食纤维可与胆汁酸相结合，增加胆盐在粪便中的排泄，降低血清胆固醇浓度。富含膳食纤维的食物主要有粗粮、杂粮、干豆类、蔬菜、水果等。每人每天摄入的膳食纤维量以35～45g为宜。

4. 饮茶戒烟限酒

实验研究证明：各种茶叶均有降低血脂、促进脂肪代谢的作用，其中以绿茶降血脂效果最好。因此，患高脂血症的老年人不妨多饮茶。科学研究表明，长期吸烟或是酗酒均可干扰血脂代谢，使胆固醇和甘油三酯上升，所以老年人最好戒烟限酒。

5. 优化生活方式

患高脂血症的老年人应注意生活方式要有规律性。适当参加体育活动和文娱活动，保持良好心态，尽量避免精神紧张、情绪过分激动、经常熬夜、过度劳累、焦虑或抑郁等不良心理和精神因素。

（资料来源：韦广亚，2017-01-26. 驾驶老年高脂血症的"五套车"（长寿妙招）[N]. 人民日报海外版，14.）

任务三　老年营养食谱编制

任务目标

『知识目标』

1. 认识平衡膳食的基本要求。
2. 了解食谱编制的理论依据和原则。
3. 掌握营养成分计算法和食物交换份法两种食谱编制方法。

『技能目标』

1. 能够熟练掌握并使用营养成分计算法进行食谱编制。
2. 能够熟练使用食物交换份法进行食谱编制。

『职业素养目标』

1. 提升与老年人沟通交流的能力。
2. 培养刻苦钻研的精神。

情境导入

李爷爷，62 岁，精神状态良好，无"三高"症状，退休后被学校聘任从事教学督导工作。

张爷爷，65 岁，身高 176cm，体重 82kg，退休后返聘从事办公室工作，无糖尿病史，血脂水平正常。

根据上述两位爷爷状况的描述，如何科学合理地为他们制定食谱呢？

任务描述

1）根据本任务的学习，了解营养食谱编制的原理和理论依据，熟悉营养成分计算法和食物交换份法这两种营养食谱编制的流程。

2）通过深入学习营养食谱的编制，分别用两种方法为两位爷爷编制营养食谱。

相关知识

常用的食谱编制方法有营养成分计算法和食物交换份法两种，完整的食谱包括主食、副食的名称，所用原料的品种、数量、烹调方法、营养素标准、膳食制度等，通过表格形式编制。

一、营养成分计算法

按照营养成分计算法编制食谱包括以下步骤。

（一）确定全日能量供给量

能量是维持生命活动正常进行的基本保证，能量不足，人体中血糖下降，就会感觉疲乏无力，进而影响工作、学习的效率；但是能量若摄入过多，则会在体内储存，使人发胖，也会引起多种疾病。因此，编制食谱时首先应该考虑的是保证能从食物中摄入适量的能量。

能量供给量的确定有两种方法。第一种方法是参照《中国居民膳食营养素参考摄入量》中能量的 RNI，根据用餐者的劳动强度、年龄、性别等确定。例如，63 岁的退休老年男性按轻体力劳动计，其能量供给量为 7.95MJ（1900kcal）。养老机构中集体就餐的老年人的能量供给量标准可以以就餐人群的基本情况或平均数值为依据，包括人员的平均年龄、平均体重等。能量供给量标准只是提供了一个参考的目标，实际应用中还需要参照用餐人员的具体情况加以调整。

第二种方法就是根据用餐对象的胖瘦情况确定不同的能量供给量，即标准体重计算法。因此，在编制食谱前应对用餐对象的基本情况有全面的了解，应当清楚就餐者的人数、性别、年龄、身体条件、劳动强度、工作性质及饮食习惯等，具体可参考表 5.19 确定全日能量供给量。

表 5.19 成人每日能量供给量估算表 （单位：kcal/kg 标准体重）

体形	休息状态	轻体力劳动	中等体力劳动	重体力劳动
消瘦	20～25	35	40	45～50
正常	15～20	25～30	35	40
超重	15	20～25	30	35
肥胖	15	20～25	30	35

例如，已知就餐者为男性，年龄 63 岁，身高 172cm，体重 65kg，在一所研究所里从事化学研究。计算其一天的能量供给量。

第一步：根据该男性的身高，计算其标准体重。

$$标准体重＝身高（cm）－105＝172－105＝67（kg）$$

第二步：根据该男性的身高、体重，计算其体重指数。

$$体重指数＝实际体重（kg）／[身高（m）]^2＝65/1.72^2≈22（kg/m^2）$$

第三步：根据体重指数判断其体形。

根据我国标准，国人体重指数小于 $18.5kg/m^2$ 为体重过低，$18.5～23.9kg/m^2$ 为正常，$24.0～27.9kg/m^2$ 为超重，大于或等于 $28kg/m^2$ 为肥胖，由此可判断该男性体形正常。

第四步：根据表 5.19 确定其一日能量供给量。

该男性是一名化学研究员，体力活动水平为轻体力活动水平，体重指数 $22kg/m^2$ 为正常。查表 5.19 得知其标准体重能量需要量为 25～30kcal/kg，该男性全天的能量供给量应为

$$全天能量供给量（kcal）下限＝标准体重（kg）×标准体重能量需要量（kcal/kg）$$
$$＝67×25$$
$$＝1675（kcal）$$

$$全天能量供给量（kcal）上限＝标准体重（kg）×标准体重能量需要量（kcal/kg）$$
$$＝67×30$$
$$＝2010（kcal）$$

即该男性的全天能量供给量为 1675～2010kcal。

（二）计算产能营养素全日应提供能量

能量的主要来源为蛋白质、脂肪和碳水化合物，为了维持人体健康，这 3 种产能营养素占总能量比例应当适宜，一般蛋白质占 10%～15%，脂肪占 20%～30%，碳水化合物占 50%～65%。具体可根据当地生活水平，调整上述 3 类产能营养素占总能量的比例，由此可求得 3 种产能营养素的一天能量供给量。

（三）计算产能营养素每日需要量

知道了 3 种产能营养素的能量供给量，还需将其折算为需要量，即具体的数量，这是确定食物品种和数量的重要依据。食物中的产能营养素不可能全部被消化吸收，并且消化率也各不相同，消化吸收后，在体内也不一定完全彻底地被氧化分解产生能量。因此，食物中产能营养素产生能量的多少按以下关系换算，即 1g 蛋白质产生能量为 4kcal，1g 脂肪产生能量为 9kcal，1g 碳水化合物产生能量为 4kcal。根据三大产能营养素的能量供给量及其能量折算系数，可求出全天蛋白质、脂肪、碳水化合物的需要量。

（四）计算产能营养素每餐需要量

知道了 3 种产能营养素全天需要量后，就可以根据三餐的能量分配比例计算出三大产能营养素的每餐需要量。一般三餐能量的适宜比例为早餐 25%～30%，午餐 30%～40%，晚餐 30%～40%。

（五）主食、副食品种和数量的确定

已知 3 种产能营养素的需要量，根据食物成分表，就可以确定主食和副食的品种及数量。

1. 主食品种、数量的确定

由于粮谷类是碳水化合物的主要来源，主食的品种、数量主要根据各类主食原料中碳水化合物的含量确定。主食的品种主要根据用餐者的饮食习惯来确定，北方习惯以面食为主，南方则以大米为主。

主食品种、数量确定的注意事项：在实际工作中，在计算每天碳水化合物的进食量时，还应考虑到蔬菜、水果、动物性食物等中也含有一定量的碳水化合物。因此，对于碳水化合物含量高的蔬菜、水果（图 5.1）等应减去其摄入的碳水化合物含量后，再设计主食碳水化合物的量。

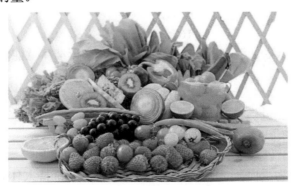

图 5.1　富含碳水化合物的蔬菜、水果

2. 副食品种、数量的确定

根据 3 种产能营养素的需要量，确定了主食的品种和数量后，就需要考虑蛋白质的食物来源了。蛋白质广泛存在于动物性食物和豆类食物中，谷类食物能提供蛋白质，各类功能性食物和豆制品是优质蛋白质的主要来源。因此，副食品种和数量应在已确定主食用量的基础上，依据副食应提供的蛋白质数量来确定。计算步骤如下。

第一步：计算主食中的蛋白质含量。

第二步：用应摄入的蛋白质量减去主食中的蛋白质量，即为副食应提供的蛋白质量。

第三步：设定副食中蛋白质的 2/3 由动物性食物供给，1/3 由豆制品供给，据此可求出各自的蛋白质供给量。

第四步：查食物成分表并计算各类动物性食物及豆制品的供给量。

第五步：设计蔬菜的品种和数量。蔬菜的品种和数量可根据不同季节市场的蔬菜供应情况的需要来确定。

第六步：确定纯能量食物的量。油脂的摄入应以植物油为主，辅以一定数量的动物脂肪来源。由食物成分表可知每天摄入各类食物提供的脂肪含量，将需要的脂肪总量减去食物提供的脂肪量即为每天植物油供应量。可根据不同季节市场的蔬菜供应情况，以及考虑与动物性食物和豆制品配菜的需要来确定纯能量食物的量。

第七步：食谱的评价与调整。对编制出的营养食谱进行评价，确定编制的食谱是否科学合理。

有了营养食谱还必须根据食谱中的原料，运用合理的烹饪方法进行营养餐的制作。在烹饪过程中，食物中的蛋白质、脂类、糖类、维生素、矿物质、水等营养素发生着多种变化，了解这些变化，对于合理选用科学的烹调方法，严格监控烹饪过程中食物的质量，提高营养素在食物中的保存率和在人体中的利用率都有着重要作用。此外，营养餐的制作还应保证食物的色、香、味俱全，这样才能保证食物的正常摄入，达到营养配餐预期的营养素摄入量。

二、食物交换份法

食物交换份法比营养成分计算法简单、方便、快捷，并且容易被非专业人员掌握并使用。该方法是将常用食物按其所含营养素量的近似值归类，计算出每类食物每份所含的营养素值和食物质量，然后将每类食物的内容列出表格供交换使用。最后，根据不同能量需要，按蛋白质、脂类和糖类的合理分配比例，计算出各类食物的交换份数和实际重量，并按每份食物等值交换表选择食物。

（一）食物划分大类

根据《中国老年人膳食指南（2016）》，按食物所含营养素的特点将常用食物划分为五大类。

第一类：谷类及薯类。谷类包括米、面、杂粮，薯类包括土豆、甘薯、木薯等。此类食物主要提供碳水化合物、蛋白质、膳食纤维、维生素 B 族。

第二类：动物性食物。此类食物包括肉、禽、鱼、奶、蛋及畜禽内脏等，主要提供蛋白质、脂肪、矿物质、维生素 A 和维生素 B 族。

第三类：豆类及豆制品。此类食物包括大豆及其他干豆类和豆制品，主要提供蛋白质、脂肪、膳食纤维、矿物质和维生素 B 族。

第四类：蔬菜和水果类。此类食物包括鲜豆、根茎、叶菜、茄果等，主要提供膳食纤维、矿物质、维生素 C 和胡萝卜素。

第五类：纯能量食物。此类食物包括动植物油、淀粉、食用糖和酒类，主要提供能量。植物油还可提供维生素 E 和必需脂肪酸。

（二）各类食物的每单位食物交换代量表

1）谷类、薯类食物交换代量表见表 5.20，每份食物提供能量 90kcal、蛋白质 2g、脂肪 0.5g、碳水化合物 19g。例如，25g 面粉为一份。每份量为净食重。

表 5.20　谷类、薯类食物交换代量表

食物名称	重量/g	食物名称	重量/g
大米或面粉	25	烙饼	35
面条（挂面）	20	烧饼	35
面条（切面）	30	油条	22
米饭	籼米 75，粳米 55	面包	30
米粥	190	饼干	25
馒头	35	鲜玉米（市品）	200
花卷	40	红薯、白薯（生）	95
高粱米	25	土豆	125
凉粉	400	干粉丝	20

2）蔬菜类、水果类食物交换代量表分别见表 5.21 和表 5.22，每份蔬菜提供能量 90kcal、蛋白质 5g、碳水化合物 15g。例如，500g 茄子为一份，200g 胡萝卜为一份。每份水果提供能量 90kcal、蛋白质 1g、碳水化合物 21g。例如，150g 香蕉为一份，200g 猕猴桃为一份。每份量为净食重。

表 5.21　蔬菜类食物交换代量表

食物名称	重量/g	食物名称	重量/g
白菜、油菜、圆白菜	500	白萝卜、茭白、冬笋	400
菠菜、韭菜、空心菜	500	南瓜、倭瓜、菜瓜	350
芹菜、莴笋、雪里蕻、茼蒿	500	鲜豇豆、扁豆、洋葱	250
西葫芦、番茄、茄子	500	柿子椒	350
黄瓜、丝瓜、苦瓜、冬瓜	500	胡萝卜	200
菜花、绿豆芽、鲜蘑菇	500	蒜苗	200
山药、荸荠、莲藕、凉薯	250	百合	100

表 5.22　水果类食物交换代量表

食物名称	重量/g	食物名称	重量/g
香蕉、柿子、鲜荔枝	150	葡萄	200
橙子、橘子、柚子	200	草莓、杨桃	300
苹果、梨、桃	200	西瓜	500
李、杏	200	猕猴桃	200

3）动物类食物交换代量表见表 5.23，每份食物提供能量 90kcal、蛋白质 10g、脂肪 5g、碳水化合物 2g。例如，50g 猪瘦肉为一份，60g 鸡蛋（带壳）为一份，160g 牛奶为一份。

表 5.23　动物类食物交换代量表

食物名称	重量/g	食物名称	重量/g
猪、牛、羊瘦肉	50	热火腿、香肠	20
带骨排骨	50	猪、牛、羊肥瘦肉	25
鸡、鸭、鹅肉	50	午餐肉、熟叉烧肉	35
带鱼	80	草鱼、鲤鱼、甲鱼	80
对虾、青虾、鲜贝	80	蟹肉、水发鱿鱼	100
鸡蛋一个（带壳）	60	水发海参	350
鸭蛋、松花蛋各 1 个（带壳）	60	牛奶	160
鹌鹑蛋 6 个（带壳）	60	无糖酸奶	130
乳酪	25	奶粉	20

4）豆类及其制品食物交换代量表见表 5.24，每份食物提供能量 90kcal、蛋白质 9g、脂肪 5g、碳水化合物 6g。例如，400g 豆浆为一份。

表 5.24　豆类及其制品食物交换代量表

食物名称	重量/g	食物名称	重量/g
豆浆	400	豆腐干	50
豆腐（南）	150	熏干	50
豆腐（北）	80	腐竹	20
油豆腐	40	千张	28
油豆皮	20	豆腐丝	50

5）油脂类食物交换代量表见表 5.25，包括烹调油和坚果类，如花生、核桃等。每份提供能量 90kcal、脂肪 9g。

表 5.25　油脂类食物交换代量表

食物名称	重量/g	食物名称	重量/g
菜籽油、玉米油	9	南瓜子、葵花籽	30
豆油、花生油、棉籽油、芝麻油	9	芝麻酱	15
牛油、羊油、猪油（未炼）	9	核桃仁	12.5
花生米、杏仁	15		

（三）确定食物交换份数

根据不同能量膳食食物份数分配表（表 5.26），确定所需的食物交换份数。

表 5.26　不同能量膳食食物份数分配表（交换单位）

能量/kcal	总交换单位/份	谷薯类/份	蔬菜、水果类/份	肉、蛋、乳、豆类/份	油脂/份
1200	13.5	6	2	4	1.5
1300	14.5	7	2	4	1.5
1400	16	8	2	4	2
1500	17	9	2	4	2
1600	18	10	2	4	2
1700	19	11	2	4	2
1800	20.5	12	2	4	2.5
1900	21	12.5	2	4	2.5
2000	22	13.5	2	4	2.5
2100	23.5	14.5	2	4.5	2.5
2200	24.5	15.5	2	4.5	2.5
2300	25.5	16	2.5	4.5	2.5
2400	27	17	2.5	4.5	3
2500	28	18	2.5	4.5	3
2600	29	19	2.5	4.5	3
2700	30	19.5	2.5	4.5	3
2800	31	20	3	4.5	3.5

（四）根据食物交换份数分配表确定食谱

根据不同能量的各种食物需要量，参考食物交换代量表，确定不同能量供给量的食物交换份数（图 5.2）。例如，63 岁从事办公室工作的老年女性，其能量需求参照中国营养学会推荐的中国居民膳食全天能量摄入量，共需要能量 1800kcal，根据《中国居民平衡膳食宝塔（2016）》，参考表 5.26，1800kcal 能量需要摄入谷类 250g、蔬菜 300g、水果 200g、肉类 50g、蛋类 25g、鱼虾类 50g、豆类及豆制品 30g、奶类及奶制品 300g、油脂 25g，这相当于 10/（250/25）份谷薯类食物交换份、1～2 份果蔬类交换份、4 份肉蛋奶等动物性食物交换份、1 份豆类食品交换份、2～3 份油脂类食品交换份。值得注意的是，食物交换代量表的交换单位不同，折合食物交换份数也不同。

这些食物分配到一日三餐中可以进行如下安排。

早餐：牛奶 300g（乳制品 1 份）、面包 55g（谷类 1 份）、大米粥 25g（谷类 0.5 份）。

加餐：葡萄 100g（果蔬类 0.5 份）。

午餐：猪肉白菜水饺[猪瘦肉末 50g（瘦肉 1 份）、白菜 125g（蔬菜 0.25 份）、面粉 75g（谷类 1.5 份）]、芹菜炒豆干[芹菜 125g（蔬菜 0.25 份）、豆干 30g（豆类 1 份）]。

加餐：梨 100g（果蔬类 0.5 份）。

晚餐：杂豆米饭 100g（谷类 2 份）、鸡蛋 1 个（蛋类 1 份）、莴笋炒火腿[火腿 20g、肉类 1 份、莴笋 250g（蔬菜 0.5 份）]。

全日烹调用油 25g。

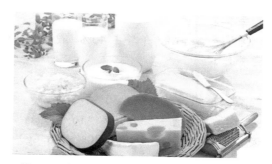

图 5.2 确定不同能量供给量的食物交换份数

（五）食谱的评价与调整

食物交换份法是一种比较粗略的方法，实际应用中，可将营养成分计算法与食物交换份法结合使用。首先用营养成分计算法确定食物的需要量，然后用食物交换份法确定食物种类及数量。通过食物的同类互换，可以以一天食谱为模本，设计出一周、一个月的食谱。

随着计算机技术的广泛应用，已经出现了用于编制食谱的专用软件，应用软件编制食谱可提高效率，简化步骤，是一种有发展前途的方法。

任务实施

1. 用营养成分计算法为李爷爷编制营养食谱的步骤

（1）确定全日能量供给量

根据用餐对象的年龄、性别、劳动强度，查《中国居民膳食营养素参考摄入量》确定其全日能量供给量。

62 岁的从事教学督导工作的老年男性按轻体力劳动计，查《中国居民膳食营养素参考摄入量》得出全天的能量供给量为 1900kcal。

（2）计算产能营养素全天应提供能量

能量的主要来源是蛋白质、脂肪和碳水化合物，若 3 种产能营养素占总能量的比例分别为 15%、25%、60%，则 3 种能量营养素各应提供的能量如下。

$$蛋白质提供的能量＝1900×15\%＝285（kcal）$$
$$脂肪提供的能量＝1900×25\%＝475（kcal）$$
$$碳水化合物提供的能量＝1900×60\%＝1140（kcal）$$

（3）计算产能营养素全日需要量

食物中产能营养素氧化分解产生的能量：1g 碳水化合物产生能量为 4kcal，1g 脂肪产生能量为 9kcal，1g 蛋白质产生能量为 4kcal。则 3 种产能营养素需要量如下。

$$蛋白质需要量＝285/4≈71（g）$$
$$脂肪需要量＝475/9≈53（g）$$
$$碳水化合物需要量＝1140/4＝285（g）$$

（4）计算产能营养素每餐需要量

若三餐能量供应比例为早餐占30%、午餐占40%、晚餐占30%，则早、中、晚三餐各需要摄入的3种营养素量如下。

早餐：

$$蛋白质摄入量＝71×30\%≈21（g）$$
$$脂肪摄入量＝53×30\%≈16（g）$$
$$碳水化合物摄入量＝285×30\%≈86（g）$$

中餐：

$$蛋白质摄入量＝71×40\%≈28（g）$$
$$脂肪摄入量＝53×40\%≈21（g）$$
$$碳水化合物摄入量＝285×40\%＝114（g）$$

晚餐：

$$蛋白质摄入量＝71×30\%≈21（g）$$
$$脂肪摄入量＝53×30\%≈16（g）$$
$$碳水化合物摄入量＝285×30\%≈86（g）$$

（5）主食、副食品种和数量的确定

1）主食品种和数量的确定。根据上一步的计算，早餐中应有碳水化合物86g，若以小米粥（图5.3）和馒头（图5.4）为主食，并分别提供20%和80%的碳水化合物。查食物成分表得知，每100g小米粥含碳水化合物8.4g，每100g馒头（富强粉）含碳水化合物44.2g，则

$$所需小米粥重量＝86×20\%/（8.4/100）≈205（g）$$
$$所需馒头重量＝86×80\%/（44.2/100）≈156（g）$$

即早餐中的主食为小米粥205g、馒头（富强粉）156g。

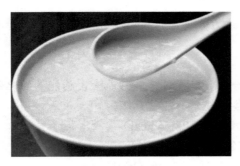

图5.3　小米粥

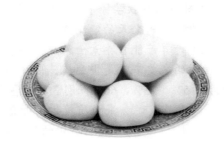

图5.4　馒头

2）副食品种和数量的确定。根据 1）的计算，已知该用餐者早餐的主食为小米粥205g、馒头（富强粉）156g。查食物成分表得知，每100g小米粥含蛋白质1.4g，每100g馒头（富强粉）含蛋白质6.2g，则

$$小米粥中的蛋白质含量＝205×（1.4/100）≈3（g）$$
$$馒头（富强粉）中的蛋白质含量＝156×(6.2/100)≈10（g）$$
$$主食中的蛋白质含量＝3＋10＝13（g）$$

应由副食提供的蛋白质量＝21－13＝9（g）

假设蛋白质的 2/3 由动物性食物供给，动物性食物选择鸡蛋；1/3 由豆制品供给，豆制品选择豆腐干。查食物成分表得知，每100g 鸡蛋含蛋白质13.3g，鸡蛋可食部88%；每100g 豆腐干含蛋白质16.2g。则

所需鸡蛋的量＝9×（2/3）/[（13.3/100）/88%]≈51（g）

所需豆腐干的量＝9×（1/3）/（16.2/100）≈19（g）

即早餐中的副食为鸡蛋51g、豆腐干19g。

（6）确定纯能量食物的量

（5）中确定了早餐中主食、副食的品种和数量，分别是小米粥205g、馒头（富强粉）156g、鸡蛋51g、豆腐干19g。查食物成分表得知，每100g 小米粥含脂肪0.7g，每100g 头（富强粉）含脂肪1.2g，每100g 鸡蛋（带壳）含脂肪8.8g，鸡蛋可食部88%，每100g 豆腐干含脂肪3.6g，则

早餐中主食、副食中的脂肪含量＝205×（0.7/100）＋156×（1.2/100）＋51×88%

×（8.8/100）＋19×（3.6/100）≈8（g）

早餐烹调油用量＝16－8＝8（g）

早餐摄入的食物为小米粥205g、馒头（富强粉）156g、鸡蛋51g、凉拌豆腐干（豆腐干19g、一级大豆油8g）。

用同样的方法编制中餐和晚餐。

已知该用餐者中餐应含有蛋白质28g、脂肪21g、碳水化合物114g。假设以米饭（大米）和红薯为主食，并分别提供60%和40%的碳水化合物。由食物成分表得知，每100g 饭（大米）含碳化合物25.9g，每100g 红薯含碳水化合物24.7g，红薯可食部90%，按主食量的计算方法，可算得米饭（大米）和红薯所需要的量分别为263g和207g。

由食物成分表得知，每100g 饭（大米）含蛋白质2.6g，每100g 红薯含蛋白质1.1g，红薯可食部90%，则

主食中的蛋白质含量＝263×（2.6/100）＋207×90%×（1.1/100）≈9（g）

副食中的蛋白质含量＝28－9＝19（g）

设定副食中蛋白质的 2/3 由动物性食物供给，动物性食物选择猪肉（里脊）；1/3 由豆制品供给，豆制品选择豆腐。查食物成分表得知，每100g 猪肉（里脊）含蛋白质20.2g，每100g 豆腐含蛋白质8.1g。则

所需猪肉（里脊）的量＝19×（2/3）/（20.2/100）≈63（g）

所需豆腐的量＝19×（1/3）/（8.1/100）≈78（g）

接下来选择蔬菜的品种和数量。蔬菜的品种和数量可根据不同季节的蔬菜供应情况，考虑与动物性食物和豆制品配菜，以及膳食宝塔建议的量综合确定。按照纯能量食物摄入量的计算方法最后确定中餐烹调油的用量为13g。

最后得知中餐摄入的食物为红薯蒸米饭（米饭263g、红薯207g）、油菜豆腐汤（豆腐78g、油菜100g、大豆油4g）、青椒肉丝（青椒100g、猪里脊肉63g、大豆油9g）。

已知该用餐者晚餐应含有蛋白质21g、脂肪16g、碳水化合物86g。假设以面条为主食，提供全部的碳水化合物，由食物成分表得知，每100g 面条含碳水化合物75.6g、蛋

白质 10.3g、脂肪 0.6g。

可算得面条的需要量为 114g，面条中的蛋白质为 12g，则由副食提供的蛋白质为 21－12＝9 g。设定副食中的蛋白质全由动物性食物提供，并且全由牛奶供给。查食物成分表得知，每100g 牛奶含蛋白质3g，脂肪3.2g，可算得牛奶需要量为 300g。按照纯能量食物摄入量的计算方法最后确定烹调油的用量为 6g。

最后得知晚餐摄入的食物为煮面条（面条 114g、小白菜 50g）、凉拌黄瓜（黄瓜 100g、一级大豆油 6g）、牛奶 300g。

最后初步确定的李爷爷一天的食谱见表 5.27。

表 5.27　李爷爷一天的食谱

餐次	食物名称	用量
早餐	小米粥	205g
	馒头（富强粉）	156g
	鸡蛋	51g
	凉拌豆腐干	豆腐干 19g
		一级大豆油 8g
加餐	苹果	100g
中餐	红薯蒸米饭	红薯 207g
		米饭 263g
	青椒肉丝	青椒 100g
		猪里脊肉 63g
		大豆油 9g
	油菜豆腐汤	油菜 100g
		豆腐 78g
		大豆油 4g
加餐	香蕉	100g
晚餐	面条	面条 114g
		小白菜 50g
	凉拌黄瓜	黄瓜 100g
		一级大豆油 6g
餐后	牛奶	300g

2. 用食物交换份法为张爷爷编制营养食谱的步骤

（1）确定全天能量供给量

根据用餐对象的身高、体重、劳动强度、年龄、性别用标准体重计算法确定其全天能量供给量。

1）求标准体重。标准体重的计算公式为

$$标准体重（kg）＝实际身高（cm）－105$$
$$＝176－105＝71（kg）$$

因为超过了标准体重的±10%范围，因此该用餐者体重属于超重。

2）求体重指数。体重指数的计算公式为

$$体重指数＝实际体重（kg）/[身高（m）]^2$$
$$＝82/1.76^2≈26.5（kg/m^2）$$

体重指数在 18.5～23.9kg/m² 为正常，因此该用餐者体形偏胖。

3）确定体力劳动强度。该用餐者从事办公室工作，属于轻体力劳动者。

4）确定全天所需的总能量。全天能量供给量的计算公式为

$$全天能量供给量（kcal）＝标准体重（kg）×标准体重能量需要量（kcal/kg）$$

由于该用餐者体重超重，考虑到他的工作活动情况，我们取 20～25kcal/kg 的中间值，即 22kcal/kg 作为该用餐者全天能量供给量参考值。

$$该用餐者全天所需的总能量＝71×22＝1562kcal≈1600kcal$$

（2）确定每天所需要的食物交换份数

查食物份数分配表，该用餐者每天所需要的食物交换份数为 18 份。其中，谷类 10 份、蔬菜 1 份、肉（鱼、蛋、乳）类 4 份、水果 1 份、油脂 2 份。

（3）确定三餐份数的餐次分配比

按照三餐能量分配比例，该用餐者三餐的能量分配按照早餐 30%、中餐 40%、晚餐 30% 分配，即早餐 5 份、午餐 8 份、晚餐 5 份，或者早餐 5 份、午餐 7.5 份、晚餐 5 份、下午加餐 0.5 份。

（4）将食物份数换算成具体食物重量

按照早餐 5 份、午餐 7.5 份、晚餐 5 份、下午加餐 0.5 份分配方案，初步设计张爷爷一天的食谱，见表 5.28。

表5.28　张爷爷一天食谱初步设计方案

餐次	份数	食物种类	食物份数	具体食物	每份质量/g	实物量/g
早餐	5	主食类	1	馒头	35	35
		主食类	1	烧饼	35	35
		乳类	1.5	牛奶	160	240
		肉（鱼、蛋）类	1	鸡蛋（带壳）	60	60
		水果	0.5	苹果	200	100
午餐	7.5	谷类	5	大米	25	125
		素菜类	0.5	芹菜	500	250
		肉（鱼、蛋）类	1	牛瘦肉	50	50
		油脂	1	大豆油	10	10
下午加餐	0.5	水果	0.5	香蕉	100	50
晚餐	5	主食类	3	烧饼	35	105
		素菜类	0.5	黄瓜/柿子椒	500/350	125/88
		肉（鱼）类	0.5	鸡肉	50	25
		油脂	1	大豆油	10	10

最终确定的张爷爷一天的食谱见表 5.29。

表 5.29 张爷爷一天的食谱

餐次	食谱与食物用量
早餐	馒头（35g）、烧饼（35g）、牛奶（240g）、鸡蛋（带壳 60g）、苹果（100g）
午餐	米饭（大米 125g）、芹菜炒牛肉（芹菜 250g、牛瘦肉 50g）、大豆油（10g）
加餐	香蕉（50g）
晚餐	烧饼（105g）、凉拌黄瓜（黄瓜 125g）、柿子椒炒鸡肉丝（柿子椒 88g、鸡肉 25g）、大豆油（10g）

张爷爷一天需要的总能量为 6.17MJ（合 1474.7kcal）、蛋白质为 56.8g、脂肪为 40.5g、碳水化合物为 240.6g。

（5）食谱评价与调整

张爷爷全天能量和三大营养素摄入量见表 5.30，张爷爷各餐能量和三大产能营养素摄入量见表 5.31。

表 5.30 张爷爷全天能量和三大营养素摄入量

食物名称	可食重量/g	能量/kJ	蛋白质/g	脂肪/g	碳水化合物/g
馒头	35	305.6	2.17	0.42	15.47
牛奶	240	542.4	7.2	7.68	8.16
鸡蛋（带壳）	60	301.4	6.63	4.7	0.78
大米	125	1800.75	9.625	0.75	96.75
芹菜	250	210	3	0.5	11.25
牛瘦肉	50	222.6	10.1	1.15	0.6
烧饼	140	1323	10.5	3.22	74.06
黄瓜	125	78.8	1	0.25	3.63
柿子椒	88	81.3	0.888	0.18	4.75
鸡肉	25	139.65	4.85	1.25	0.625
大豆油	20	755.2	—	20	—
苹果	100	218.4	0.2	0.5	13.5
香蕉	50	191.1	0.7	0.1	11
合计	1308	6170.2	56.8	40.5	240.6

表 5.31 张爷爷各餐能量和三大产能营养素摄入量

餐次	能量/kJ	蛋白质/g	脂肪/g	碳水化合物/g
早餐	1698.55	18.8	13.9	56.4
午餐	2610.95	22.7	12.4	108.6
加餐	191.1	0.7	0.1	11
晚餐	1669.6	14.6	14.1	64.6
合计	6170.2	56.8	40.5	240.6

一般认为，能量可有±5%的出入，即能量摄入量占标准总供给量的百分比在 95%～105%为正常；其他营养素允许有±10%的出入，即营养素摄入量占标准供给量的百分比在 90%～110%均为正常。本次设计的食谱，能量摄入量为标准供给量的 92%（低于标

准），蛋白质摄入量占标准供给量的95%（符合标准），脂肪摄入量占标准供给量的92%（符合标准），碳水化合物摄入量占标准供给量的100%（符合标准）。

三餐的能量比例为早餐27.5%、午餐42.3%、下午加餐3.1%、晚餐27.1%。按照早餐30%、午餐40%、晚餐30%的能量分配比例，早餐能量比例略低，午餐能量比例略高。

三大营养素占总能量的比例为蛋白质15.4%、脂肪24.7%、碳水化合物65.3%，三大营养素占总能量的比例合适。

优质蛋白质（牛奶＋牛瘦肉＋鸡蛋鸡肉）约占总蛋白质的比例为50.6%（28.78/56.8×100%），符合要求。

综合分析，该食谱豆类食物欠缺，脂肪偏低，能量偏低，早餐提供能量比例略低。可将早餐增加坚果类，如杏仁15g，增加午餐凉拌豆腐75g，减少午餐油脂类5g。再重新计算一天膳食中热能和营养素的摄入量，直至符合营养膳食的要求。对张爷爷食谱进行调整后，详见表5.32～表5.35。

表5.32　张爷爷一天食谱修改后方案

餐次	份数	食物种类	食物份数	具体食物	每份质量/g	实物量/g
早餐	6	主食类	1	馒头	35	35
		主食类	1	烧饼	35	35
		乳类	1.5	牛奶	160	240
		肉（鱼、蛋）类	1	鸡蛋（带壳）	60	60
		油脂▲	1	杏仁	15	15
		水果	0.5	苹果	200	100
午餐	7.5	谷类	5	大米	25	125
		素菜类	0.5	芹菜	500	250
		肉（鱼、蛋）类	1	牛瘦肉	50	50
		豆类▲	0.5	豆腐	150	75
		油脂▲	0.5	大豆油	10	5
加餐	0.5	水果	0.5	香蕉	100	50
晚餐	5	主食类	3	烧饼	35	105
		素菜类	0.5	黄瓜/柿子椒	500/350	125/88
		肉（鱼）类	0.5	鸡肉	50	25
		油脂	1	大豆油	10	10

注：▲为调整食物。

表5.33　修改后张爷爷一天的食谱

餐次	食谱与食物用量
早餐	馒头（35g）、烧饼（35g）、牛奶（240g）、鸡蛋（带壳60g）、苹果（100g）、杏仁（15g）
午餐	米饭（大米125g）、芹菜炒牛肉（芹菜250g，牛瘦肉50g）、凉拌豆腐（75g）、大豆油（5g）
加餐	香蕉（50g）
晚餐	烧饼（105g）、凉拌黄瓜（黄瓜125g）、柿子椒炒鸡肉丝（柿子椒88g，鸡肉25g）、大豆油（5g）

修改后张爷爷一天所需的总能量为6.60MJ（合1577.4kcal）、蛋白质为62.47g、脂肪为43.65g、碳水化合物为243.06g。

表 5.34　修改后张爷爷全天能量和三大营养素摄入量

餐次	食物名称	可食重量/g	能量/kJ	蛋白质/g	脂肪/g	碳水化合物/g
早餐	馒头	35	305.6	2.17	0.42	15.47
	牛奶	240	542.4	7.2	7.68	8.16
	鸡蛋（带壳）	60	301.4	6.63	4.7	0.78
	苹果	100	218.4	0.2	0.3	13.5
	杏仁	15	322.6	3.02	6.72	—
午餐	大米	125	1800.75	9.625	0.75	96.75
	芹菜	250	210	3	0.5	11.25
	牛瘦肉	50	222.6	10.1	1.15	0.6
	豆腐	75	292.88	2.58	1.425	2.475
	大豆油	5	188.8	—	5	—
加餐	香蕉	50	191.1	0.7	0.1	11
晚餐	烧饼	140	1323	10.5	3.22	74.06
	黄瓜	125	78.8	1	0.25	3.63
	柿子椒	88	81.3	0.888	0.18	4.75
	鸡肉	25	139.65	4.85	1.25	0.625
	大豆油	10	377.6	—	10	—
合计		1393	6596	62.47	43.65	243.06

表 5.35　修改后张爷爷各餐能量和三大产能营养素摄入量

餐次	能量/kJ	蛋白质/g	脂肪/g	碳水化合物/g
早餐	2021.15	21.85	20.62	56.42
午餐	2715.13	25.30	8.83	111.08
加餐	191.1	0.7	0.1	11
晚餐	1669.55	14.62	14.1	64.56
合计	6596.93	62.47	43.65	243.06

　　修改后的食谱每天的交换份数为 19 份，增加豆类食物 0.5 个交换份数、油脂 0.5 个交换份数。

　　修改后的食谱中的总能量摄入量占标准供给量的 98%，蛋白质摄入量占标准供给量的 104%，脂肪摄入量占标准供给量的 99%，碳水化合物摄入量占标准供给量的 101%，符合要求。

　　三餐能量分配比例为早餐 30%、午餐 41%、加餐 3%、晚餐 26%，基本符合要求。

　　三大产能营养素提供的能量占总能量的比例分别为蛋白质 15.8%、脂肪 25.0%、碳水化合物 61.6%，符合要求。

　　优质蛋白质（牛奶＋牛瘦肉＋鸡蛋＋鸡肉＋豆腐）约占总蛋白质的比例为 50.2%（31.36/62.47×100%），符合要求。

任务点评

　　通过本任务的学习，对自己的知识点掌握情况做出自评。

评价内容	知识点	掌握程度 （A. 良好；B. 一般；C. 不好）	重难点总结
营养成分计算法	步骤、评价及应用		
食物交换份法	步骤、评价及应用		

 延展阅读

食物交换份法对糖尿病患者适用

目前的糖尿病饮食观为"高碳水化合物、低脂肪"，也就是说对脂肪的限制变得较为严格，而相应地放宽了碳水化合物的限制标准，从广义看，米、面、糖都属碳水化合物。专家认为提高饮食中的碳水化合物含量，降低脂肪比例，对改善血糖耐量有较好的效果。所以，不必过于刻意忌食水果。只要总热量不超标，就可将每日食谱安排得尽可能花样丰富、美味可口，以增加糖尿病患者的生活乐趣，改善他们的生活质量。事实证明，食物交换份法可避免饮食过于单调带来的维生素、矿物质摄入不足等问题。所以，只要遵守基本膳食控制原则，可以在食谱中安排水果成分，就是某些含糖量特别高的柿子、鲜枣、荔枝，也可少量品尝。

（资料来源：佚名，2005．让糖尿病患者轻松吃水果[EB/OL]．（2005-03-08）[2019-12-15]. http://www.39.net/disease/zlnqt/172884.html.）

 项目总结

人入老年是个宝，但是问题也不少。
不但注重精气神，还要讲究吃得好。
膳食调查找隐患，出了问题赶紧调。
营养食谱配置全，还能再把重孙抱。

拓展练习

一、单选题

1．24h 膳食回顾法不适合（   ）以下的儿童和（   ）以上的老年人及近期记忆较差的人。

　　A．6 岁，70 岁　　B．8 岁，65 岁　　C．7 岁，75 岁　　D．7 岁，80 岁

2．称重法一般可调查（   ）的食物消耗情况。

　　A．3～7d　　　　B．4～6d　　　　C．5～8d　　　　D．6～9d

3．能量的主要来源为蛋白质、脂肪和碳水化合物，为了维持人体健康，这 3 种产能营养素占总能量比例应当适宜，一般蛋白质占（   ），脂肪占（   ），碳水化合物占（   ）。

　　A．15%～20%，25%～30%，50%～60%

　　B．20%～25%，30%～40%，55%～75%

    C．10%～20%，23%～35%，65%～75%

    D．10%～15%，20%～30%，55%～65%

4．血红蛋白值为 61～90g/L，为（   ）贫血。

    A．轻度   B．中度   C．重度   D．极重度

5．根据用餐对象的身高、体重、（   ）、年龄、性别用标准体重计算法确定其全天能量供给量。

    A．婚姻状况   B．食物过敏史   C．经济收入   D．劳动强度

二、多选题

1．膳食调查的主要内容包括（   ）。

    A．每人每天所吃的食物品种和数量

    B．烹调加工方法对维生素保存的影响

    C．饮食制度与餐次分配是否合理

    D．过去的膳食情况与饮食习惯

    E．被调查者的生理状况

    F．是否有慢性病影响

2．常采用的膳食调查方法包括（   ）。

    A．24h 膳食回顾法   B．记账法

    C．称重法   D．化学分析法

    E．食物频率法

3．在对老年人营养状况进行评价时，常用的方法有（   ）。

    A．体格测量   B．双份饭菜法

    C．生化检查   D．收集相同成分的方法

4．老年人得了高脂血症，要驾驭好（   ）这"五套车"。

    A．限制总能量   B．低脂低胆固醇饮食

    C．高纤维饮食   D．饮茶戒烟限酒

    E．优化生活方式   F．低纤维饮食

5．皮褶厚度是衡量个人营养状况和肥胖程度较好的指标。测定部位有（   ）。

    A．肱三头肌部   B．肱二头肌部   C．肩胛上角

    D．肩胛下角   E．髂嵴上部

三、简答题

1．简述常用的食谱编制方法。

2．营养适宜的膳食要体现多方面的平衡，制作食谱时需要按照哪些步骤来实现？

3．如何调整食谱？

项目五拓展练习答案

项目六

老年常见病的膳食管理

项目概况

　　我国已经进入老龄化社会，随着老年人数量的持续稳步上升，老年人的健康问题成为一大社会问题。肥胖、糖尿病、骨质疏松、心脑血管疾病、呼吸系统疾病、消化系统疾病等在威胁着老年人的健康。除了传统的药物和手术治疗，饮食也可以在一定程度上辅助老年慢性病的调养。

　　通过学习本项目，学生能够认知疾病特点，了解不同病症的饮食注意事项并能制定简单的膳食指导方案，为更好地从事老年膳食营养工作打下良好基础。

【学习目标】

『知识目标』

    1. 认识老年常见病。

    2. 了解老年常见病的饮食注意事项。

    3. 掌握老年常见病的膳食管理。

『技能目标』

    1. 能够根据患病特点鉴别出老年常见病。

    2. 能够制定简单的老年常见病膳食指导方案。

『职业素养目标』

    1. 培养对老年常见病的辨别敏感度。

    2. 培养团队合作、协助精神。

任务一　掌握老年肥胖症的膳食管理

任务目标

『知识目标』

1. 认识老年肥胖症。
2. 了解老年肥胖症患者的饮食注意事项。
3. 掌握老年肥胖症的膳食管理。

『技能目标』

1. 能够根据患病特点鉴别出老年肥胖症。
2. 能够制定简单的老年肥胖症膳食指导方案。

『职业素养目标』

1. 培养对老年肥胖症的辨别敏感度。
2. 培养和提升工作的主动性。

情境导入

孙奶奶今年 60 岁，在退休后的这 5 年里打麻将成了她的唯一爱好。她每天吃完早饭就去小区楼下棋牌室打麻将，中午回家吃完饭后休息 1h，下午继续打麻将，活动范围就是从家里到棋牌室的距离。长时间的久坐不动导致身高 158cm 的孙奶奶的体重由 55kg 涨到了 69kg，虽然身体目前还没有出现其他不适症状，但其实孙奶奶已经患有老年肥胖症。肥胖症是多种非慢性遗传病的温床，为了不让孙奶奶的情况继续恶化下去，孙奶奶的子女已经开始督促她做运动，同时也要搭配合理的饮食。

任务描述

1）根据本任务的学习，认识了解老年肥胖症及其对健康的危害，能够根据其特点判断出老年肥胖症。

2）通过学习老年肥胖症的饮食注意事项和膳食管理，能够分析案例制定一日膳食营养食谱并进行简单的膳食指导。

相关知识

一、老年肥胖症认知

（一）老年肥胖症的定义

肥胖是机体脂肪细胞数量增加或体积肥大使体内脂肪堆积过多和（或）分布异常，体重超过标准体重 20%以上的病理状态。肥胖症是多种复杂情况的综合体，如它需要与

2 型糖尿病、高血压、血脂异常、缺血性心脏病等集结出现，因而它又是一种慢性的代谢异常疾病。无明显病因可寻者称为单纯性肥胖症。

肥胖还可作为某些疾病（如下丘脑-垂体的炎症、肿瘤、创伤、库欣综合征、甲状腺功能减退症、性腺功能减退症）的临床表现之一，又称为继发性肥胖症。

老年肥胖症是指 60 岁以上的老年人出现或存在的肥胖。

（二）肥胖对健康的危害

肥胖被预测为 21 世纪的流行病和人类健康的第一杀手。大量的研究已经表明，肥胖与心脑血管疾病、糖尿病、癌症、变形性关节炎、骨端软骨症、月经异常、妊娠和分娩异常等很多疾病有明显的关系，而且肥胖可增加死亡的危险性。

1. 心脑血管疾病

心脑血管疾病包括高血压、冠心病和脑卒中等。肥胖者容易产生一系列促进心血管疾病的危险因素，包括高血压、高胆固醇血症和葡萄糖耐量异常。中心性肥胖（以腹部肥胖为主）者要比臀部和大腿肥胖者具有更高的危险性。

2. 糖尿病

不论是对动物的实验还是对人群的流行病研究，都显示肥胖与发生非胰岛素依赖性糖尿病（也称为 2 型糖尿病）有很大关系。在轻度、中度、重度肥胖者中发生 2 型糖尿病的危险性分别是正常体重者的 2 倍、5 倍和 10 倍，并且肥胖持续的时间越长，发生 2 型糖尿病的危险性越高。

3. 癌症

国内外许多研究发现，超重和肥胖与内分泌有关的一些癌症和胃肠道癌症的发病率存在正相关性，尤其是绝经后女性肥胖者的乳腺癌、子宫内膜癌和结肠癌的发病率增加。

4. 胆囊疾病

肥胖者胆结石的患病率是非肥胖者的 4 倍，腹部脂肪堆积者的危险性更大。肥胖者的胆汁过度饱和与胆囊活动减少是胆结石形成的原因。胆结石患者的胆囊感染率增加，肥胖者中急性和慢性胆囊炎比正常人更常见，胆结石还容易引起胆绞痛和急性胰腺炎。

5. 功能损害

肥胖者易患骨关节炎和痛风。肥胖的妇女在中年或在绝经后发生膝关节疼痛，即痛性肥胖性关节炎。专家认为，这与饮食因素、肥胖引起的代谢变化和负重增加有关。痛风与高尿酸血症直接相关。

6. 内分泌及代谢紊乱

有研究显示，脂肪细胞不仅仅储存脂肪，还有内分泌细胞的功能，同时也是许多激素的作用对象，尤其是与中心性肥胖者的激素水平有很大关系。中度肥胖妇女易患多囊性卵巢综合征，从而引起生殖功能紊乱。

7. 心理疾病

老年肥胖症患者可因体型而有自卑感、焦虑及抑郁等身心相关问题，严重者会影响正常的工作和家庭生活。

二、老年肥胖症患者的饮食注意事项

合理的饮食是防治老年肥胖症的重要措施之一，以往由于许多患者将饮食疗法误以为"严格控制主食、放宽副食"，而长期接受高蛋白、高脂肪、低碳水化合物的饮食，结果病人难以达到控制体重的目的，甚至由于高蛋白、高脂肪饮食引起或加重高脂蛋白血症，增加胰岛素抵抗，促进或加重动脉粥样硬化、高血压、肾病等心血管疾病的并发症。由于饮食控制过严，膳食结构不合理，各种营养成分摄入不足，患者长期处于半饥饿状态。结果造成营养不良，甚至发生饥饿性酮症、周围神经病变等。因此，营养过剩或饥饿疗法对老年肥胖症患者都是不利的。

1. 忌吃糖类

老年肥胖症患者在摄入糖后，易以脂肪的形式积聚于机体内，而不变成糖原积存于肝脏和肌肉内。这是由于糖类在体内能转变为脂肪，故必须限制糖类食物的摄入。这类食物有粳米、面粉、蚕豆、豌豆、甘薯、藕粉、土豆、苹果、桃、梨、香蕉、大枣、蜂蜜、巧克力、炼乳等。此外，一些甜点心、甜面包等也忌多食。

2. 忌多吃食盐

盐具有很强的亲水性，每1g盐必须加入110mL水才能变成生理性水。过多食入盐，能引起口渴和刺激食欲，使身体更加增重，故忌多吃盐。

3. 忌吃含嘌呤高的食物

这类食物有动物内脏、豆类、鸡汤、鸭汤、肉汤等，能增进食欲和加强肝、肾、心的中间代谢负担，故忌食用。

4. 忌摄入过多脂肪

摄入过多的脂肪，会抑制造血功能，引起患者消化、吸收不良，故每日的摄入量应限制在70g以下，并使动物脂肪和植物脂肪各占一半。

5. 忌吃油炸食品

油炸食品有油煎馒头、油炸猪排、油炸春卷、油炸鸡等。因其含有较多的脂肪，并能刺激食欲，故忌食用。

6. 忌多饮水

老年肥胖症患者组织的亲水性增高（脂肪组织具有滞留大量水分和盐类的特征），使体内残余物质排出减缓而积蓄于组织内，故忌多饮水，限制其摄入量。老年肥胖症患者的饮水量（包括饮料及菜肴中的液体），每日应在800～1500mL。超过1500mL或低于 800mL 均不合适，因为超过了可增加血液循环的负担，并使体内积存的水分增多，体重增加。限制水分过多则使汗腺分泌紊乱，体内的代谢残渣排出也会受到障碍，尿液浓缩会引起盐类沉积于尿道而引起绞痛。

三、老年肥胖症的膳食管理

（一）膳食营养制定原则

要加强对老年肥胖症患者及危险人群的饮食管理与指导，提高患者的主动参与意识，避免盲目追求新的生活方式，纠正错误的营养观念及某些模糊认识。老年肥胖症患者的膳食营养制定与治疗的原则如下。

1）保证各种营养素的平衡和代谢的需要，既要使老年肥胖症患者获得正常人的生活待遇，又要保持正常或标准体重，维持健康和正常工作。

2）根据患者的肥胖程度及劳动强度确定总热量，肥胖或超重者以低热量饮食（1000～1400kcal/d，合 4182～5854kJ/d）为宜，并主张总热量的限制要逐渐进行，体重降低不宜过快过猛，否则患者难以忍受与坚持。

3）饮食结构的合理搭配。在确定总热量后，对三大营养成分（碳水化合物、蛋白质、脂肪）及纤维素进行合理的搭配。WHO 主张在总热量限制的前提下，适当放宽碳水化合物的比例，饮食中碳水化合物可占总热量的 55%～65%，主要选择复合碳水化合物及富含可溶性膳食纤维素的碳水化合物，如豆类、小麦、大米、根茎类及坚果类等。

4）提倡高纤维素饮食。高纤维素虽属多糖类食品，但产生热量很低，对胰岛素的分泌几乎无作用，高纤维素饮食可通过延缓和减少葡萄糖在肠道的吸收，缓解和减轻胰岛素抵抗，增加胰岛素敏感性，同时降低血脂及减肥。高纤维食品包括谷物类（稻米、荞麦、燕麦、玉米、新鲜水果等）、豆类、海藻类（如海带，见图 6.1）、绿色蔬菜、南瓜等。WHO 推荐的总膳食纤维摄入量为 27～40g/d，其中可溶性纤维素为 22～32g/d，并认为，饮食中蛋白质应占总热量的 15% 以下。美国营养膳食学会提倡肥胖者蛋白质摄入量为每天 0.8g/kg，应适当选择高含必需氨基酸和质量较高的动物蛋白质，如瘦肉、鱼类、蛋类、无皮鸡肉、牛奶、低脂奶酪、酸乳酪、坚果等。

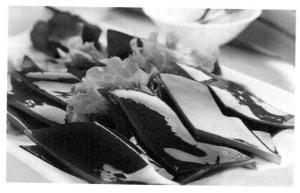

图 6.1　海带

5）肥胖尤其伴有糖尿病、高脂血症、动脉粥样硬化或冠心病者，脂肪摄入应控制在总热量的 25%～30%，其中饱和脂肪酸（如猪油、羊油、牛油、乳油等）不宜超过 1/3，以不饱和脂肪酸为主，并要达到单链不饱和脂肪酸与多链不饱和酸的平衡。

6）老年肥胖症患者不论有无糖尿病或高血压都要限制饮酒，并控制盐的摄入量。如合并高血压，每天食盐摄入量应为 3～6g。

总之老年肥胖症患者必须注意营养平衡，饮食结构应多样化，以植物性食品为主，适当限制蛋白质，严格限制脂肪、酒类及含糖饮料，提高纤维素饮食，降低食盐摄入量。

（二）膳食指导

根据老年肥胖症患者的特点及营养需求特点，在一般人群膳食指南基础上强调以下几条。

1）食物要粗细搭配，并且松软、易于消化吸收。老年人消化功能有不同程度减退，许多老年肥胖症患者易发生便秘，患高血压、糖尿病等慢性病的可能性增加，因此，老年肥胖症患者选择食物要注意粗细搭配，以保证均衡营养。建议老年肥胖症患者每日吃100g 粗粮或全谷类食物。

2）重视、预防营养不良和贫血。由于心理、生理和社会经济情况的改变，可能使老年肥胖症患者摄取的食物减少而导致营养不良，需引起重视。

3）饮食清淡、少盐。选择省油的烹调方式如蒸、煮、炖、汆、调，应少吃或不吃荤油、肥肉、油炸食品、甜点及含胆固醇高的食品，少用各种含氯化钠高的酱料。

4）合理安排饮食，提高生活质量。合理安排饮食，使老年肥胖症患者保持健康的进食心态和愉快的进餐过程，促进其身心健康，延缓衰老，提高生活质量。

5）多做户外活动，维持健康体重。老年肥胖症患者适当多做户外活动能延缓机体功能衰退，适合做的耐力性项目有步行、慢跑、游泳、跳舞、打太极拳等。

任务实施

1）以小组为单位，总结整理出老年肥胖症的定义、对健康的危害和饮食注意事项。
2）根据老年肥胖症的膳食制定原则为孙奶奶制定一日营养食谱，并在课堂上分享。以下为一日营养食谱举例。

孙奶奶今年 60 岁，身高 158cm，体重 69kg。用公式 BMI＝体重（kg）/[身高（m）]^2 计算其 BMI 为 27.6（超重）。一日食谱见表 6.1。

表 6.1　一日食谱

餐次	食物和用量
早餐	馒头（50g）、煮鸡蛋（鸡蛋 60g）、拌青椒（青椒 100g、香油 1mL）
加餐	脱脂高钙牛奶 200mL，番茄 100g
午餐	二米饭（大米 50g、小米 50g）、煮牛肉（牛肉 50g）、蒜蓉油菜（油菜 150g、植物油 3mL）、拌黄瓜（黄瓜 100g）
加餐	番茄 100g、纤麸饼干 20g
晚餐	金银卷（标准粉 25g、玉米面 25g）、大白菜炖豆腐（白菜 100g、豆腐 100g）、拌菠菜（菠菜 150g、植物油 3mL）

对表 6.1 中食谱进行营养计算，得出表 6.2。

表 6.2 营养计算

营养素	摄入量	能量占比/%
能量	5592kJ（1336kcal）	
蛋白质	66.5g	20
脂肪	30g	20
碳水化合物	200g	60

任务点评

通过本任务的学习，对自己的知识点掌握情况做出自评。

评价内容	知识点	掌握程度 （A. 良好；B. 一般；C. 不好）	重难点总结
老年肥胖症认知	老年肥胖症的定义		
	肥胖对健康的危害		
老年肥胖症患者的饮食注意事项	饮食注意事项		
老年肥胖症的膳食管理	膳食营养制定原则		
	膳食指导		

延展阅读

老年肥胖症的预防护理

1. 三级预防对老年肥胖症的重要性

1）一级预防：又称普遍性预防（universal prevention），是针对人口总体的措施，以稳定肥胖水平并最终减少肥胖发生率，从而降低肥胖患病率为目的。通过改善膳食结构和提倡适当体力活动，以及减少吸烟和饮酒等来改变生活方式。最终减少肥胖相关疾病，达到普遍性预防的目的。

2）二级预防：又称选择性预防（selective prevention），目的在于对肥胖高危人群进行教育，以便使他们能和危险因素做有力的斗争。这些危险因素可能来自遗传，使他们成为肥胖的易患人群。新加坡对儿童采取这种预防措施后已经使肥胖的患病率从 15%减少到 12.5%。

3）三级预防：又称针对性预防（targeted prevention），是针对已经超重或者有肥胖生物学指标，但仍不属于肥胖的个体的措施，目的在于预防体重的增加，以及降低体重相关疾病的患病率。已经存在体重相关疾病，或有心血管疾病，以及 2 型糖尿病等肥胖相关疾病高危因素的个体应成为主要对象。

2. 危险因素及干预措施

研究表明，饮食结构由传统的高碳水化合物、高纤维饮食向高热量、高脂肪饮食转化是老年人肥胖的重要环境因素之一。

胰岛素抵抗被认为是葡萄糖耐量异常和糖尿病、高脂血症、高血压、肥胖的发病基础。研究表明，脂肪过量储存（肥胖）或摄入过多均与胰岛素抵抗有关，而且脂肪中不同脂肪酸成分对胰岛素抵抗有不同影响。脂肪酸分类是根据其碳氢链中双键的有无和多少，分为不含双键的饱和脂肪酸、含 1 个双键的单不饱和脂肪酸和含多个双键的多不饱和脂肪酸；多不饱和脂肪酸又根据最靠近 ω 碳原子双键的位置分为 ω-3、ω-6 等系列脂肪酸。所谓 ω-3 系列，就是从 ω 碳原子数等三位上存在有双键的多不饱和脂肪酸。

饮食中饱和脂肪酸主要存在于动物脂肪、肉类中，植物油中含量极少。单不饱和脂肪酸的主要成分为油酸，主要存在于橄榄油中（84%），其次为花生油（56%）、玉米油（49%）、动物油（30%）等。ω-6 系列多不饱和脂肪酸富含于植物油中，其主要成分为亚油酸和由之转化而来的花生四烯酸。ω-3 系列多不饱和脂肪酸的主要成分为 EPA、DHA，主要来源于深海鱼类。流行病学研究，来自美国 San Luis Valley 糖尿病研究和荷兰慢性病风险因素研究均发现饱和脂肪酸摄入独立于脂肪、BMI 与空腹胰岛素水平（胰岛素抵抗的一个标志）正相关，而多不饱和脂肪酸摄入与空腹胰岛素水平不相关或负相关。提示饱和脂肪酸摄入过多与高胰岛素血症、胰岛素抵抗有关。所以，限制饮食中的饱和脂肪酸对预防肥胖至关重要。体力活动少是诱发肥胖的重要环境因素。体力活力对胰岛素敏感性，特别是对骨骼肌胰岛素敏感性的影响已为众多的临床及实验室，以及体内和体外实验所证实。体力活动少，静坐、少动的生活方式伴发全身胰岛素抵抗，而胰岛素抵抗是肥胖的基础。反之，体力活动，无论短期或持久性者均可增加胰岛素敏感性，改善肌、脂及肝胰岛素抵抗，运动的益处除减肥作用外，尚可以增加全身耗氧量，增加骨骼的血流量，增加葡萄糖的氧化，提高脂肪分解酶，特别是肝脂肪酶活性，提高 HPL3C 亚组分，降低甘油三酯含量，降低血压。

吸烟是导致胰岛素抵抗的独立危险因素。虽然吸烟可以引起体重降低，导致 BMI 降低，但由于长期吸烟可造成脂肪重新分布，腰围及腰臀比增加，造成腹内脂肪聚集，形成腹型肥胖。干预措施包括：①对尚未吸烟者应防止其吸烟；②吸烟者停止吸烟，可采用药物戒烟，即采用口、皮或经鼻的烟碱替代治疗；③建立有效的戒烟保障体系。有研究发现停止吸烟后，吸烟者体重一般增加 6～10 磅（1 磅=0.4536kg），体重增加可能对戒烟起负效应。但研究表明继续吸烟的危害性远胜于戒烟后体重增加的危险性。

3. 社区干预

提高全民对肥胖症及其危害的认识是防治肥胖的重要环节。人们对老年人肥胖症及其危害的认识还不够，有人甚至认为肥胖是一种健康的表现。因此，在全社会中进行健康教育很有必要。此外，维持正常体重也是一项长期的需要一定毅力才能做到的事。对患者进行教育，使之对肥胖有足够的认识，如此才能使其持之以恒。家庭成员和周围人群对肥胖患者减轻体重的帮助和支持也是有助于减轻体重的重要因素。因此，提高全民对肥胖症的认识是非常重要的。单靠医生告诫患者不要发胖并不能阻止肥胖症的流行，应加强普及教育，宣传老年肥胖症的危害性，在制定城市建设、交通及住宅规划的政策时应充分考虑自发性体育活动的需求，并需要公共卫生专家及卫生部门的大力推广。

由于生活水平提高，老年的生活质量也越来越好，很多老年人患上了老年肥胖症。老年人在预防疾病的同时，也可以加强锻炼身体，多爬山，没事的时候多走走，饮食一定要清淡合理，不要每顿都是大鱼大肉，这会让身体越来越肥胖。

（资料来源：佚名，2005. 老年人肥胖症应该如何预防？[EB/OL].（2019-04-01）[2019-12-15].
https://wenku.baidu.com/view/3672a095cd7931b765ce0508763231126edb77de.html.）

任务二　掌握糖尿病的膳食管理

任务目标

『知识目标』

1. 认识糖尿病。
2. 了解糖尿病患者的饮食注意事项。
3. 掌握糖尿病的膳食管理。

『技能目标』

1. 能够根据患病特点鉴别出糖尿病。
2. 能够制定简单的糖尿病膳食指导方案。

『职业素养目标』

1. 培养对糖尿病的辨别敏感度。
2. 培养团队精神。

情境导入

某设有养老专业的高职学校与当地养老院合作，在保证老年安全、愉快的状态下，让同学们照顾自己的专属老人，在应用自己学习成果的同时也培养了学生的职业道德和责任心。高一（2）班王刚同学负责张大伯的护理，张大伯今年70岁，身高168cm，体重72kg。8年前他被诊断患有2型糖尿病，肾功能良好。平时都是由养老院统一安排糖尿病患者的饮食，但是最近张大伯要回家几天，希望王刚可以为他设计一下糖尿病患者的一日食谱。

任务描述

1）根据本任务的学习，认识了解糖尿病及其对健康的危害，能够根据其特点判断出糖尿病。

2）通过学习糖尿病的饮食注意事项和膳食管理，能够分析案例制定一日膳食营养食谱并进行简单的膳食指导。

相关知识

一、糖尿病认知

（一）糖尿病的定义

糖尿病是一个复合病因的综合病症，是由于体内胰岛素缺乏或拮抗胰岛素的激素增加，或胰岛素在靶细胞内不能发挥正常生理作用而引起的葡萄糖、蛋白质及脂质代谢紊乱的一种综合征。

（二）糖尿病对健康的危害

糖尿病的特征为血循环中葡萄糖浓度异常升高及尿糖时可出现典型的"三多一少"症状，即多饮、多尿、多食及体重减轻，且伴有疲乏无力。严重者可发生酮症酸中毒、高渗糖尿病昏迷，且易合并多种感染。若得不到及时恰当的治疗，则可发生心脏病变、脑血管病变、肾功能衰竭、双眼失明、下肢坏疽等，而成为致死致残的主要原因。由多种病因引起的胰岛素分泌和（或）作用缺陷、以慢性高血糖为特征的代谢性疾病，是指空腹血糖≥7.0mmol/L，或口服葡萄糖耐量实验餐后 2h 血糖≥11.1mmol/L。糖尿病是老年人常见病、多发病，可导致心脏、血管、肾、眼、神经等组织器官慢性进行性病变、功能衰退甚至衰竭，严重威胁我国老年人的健康和生活质量。

二、糖尿病患者的饮食注意事项

1）禁忌甜食。例如，各种糖、蜜饯、水果罐头、汽水、果酱、冰激凌及糖制糕点等能使血糖快速升高的食品都是糖尿病患者的饮食禁忌。

2）忌油腻食物。例如，牛油、羊油、猪油、黄油、奶油、肥肉等富含胆固醇的食物能使血脂升高的食品尽量不食用或少食用，防止动脉粥样硬化性心脏病的发生。

3）戒烟戒酒。烟酒会促进脂肪肝的形成，乙醇可直接损伤胰腺。

4）禁食辛辣刺激性食物。糖尿病患者的饮食应清淡，口味不宜太重，太辣太咸的东西都不适宜吃。

三、糖尿病的膳食管理

（一）膳食营养制定原则

糖尿病患者的饮食控制原则大致可包括以下内容。

1）控制总热量。糖尿病患者的饮食控制绝不仅仅是主食控制，更包括对副食，特别是肉类、脂肪类等含热量较高的食品的综合控制，使每天摄取的热量保持在适宜的水平，以控制血糖和体重。

2）合理安排各种营养成分。对于糖尿病患者来说，碳水化合物、脂肪和蛋白质都是必需的营养成分，必须合理分配，避免过食或者偏食。按所提供的热量计算，碳水化合物、脂肪和蛋白质提供热量分别应占总热量的 55%、25% 和 20% 左右，避免那种粮食越吃越少，而肉类和脂肪越吃越多的倾向。

3）少量多餐。对糖尿病患者来说，少量多餐是一种很好的饮食习惯，能使血糖维持在基本正常的水平，餐前血糖不至于太低，餐后血糖也不至于太高。具体来说，应做到"一天不少于三餐，一餐不多于二两"的进食方法，每天进主食超过六两者，宁可多吃几餐，也不要每顿吃得太多。

4）高纤维饮食。这类饮食利于保持餐后血糖不至于太高，还有降低体重和通便的作用。

5）饮食清淡。"清"是指低脂少油饮食，"淡"是指不甜不咸饮食，具体是指不吃糖、少吃盐，这对控制体重、血糖、血压、血脂和血液黏稠十分有益。

6）少喝酒，不吸烟。这对糖尿病患者来说是非常重要的。

（二）膳食指导

1）糖尿病患者的日常饮食要实行定食、定量、定餐，切忌饥一顿饱一顿或暴饮暴食。

2）主食尽量选择高纤维膳食，即多吃粗食，如玉米、燕麦、荞麦等。

3）肉食中要尽量吃瘦肉，不要吃猪肉，瘦肉中以鱼肉、牛肉、鸡肉较好。

4）蔬菜要选择绿叶菜（如小白菜、卷心菜、菠菜）、茄子、番茄、苦瓜等，少吃土豆、芋豆、红薯、百合、蚕豆、花生、香菇、冬菇等。

5）水果可以吃但不能多吃，对于坚果类如核桃、栗子、松子、瓜子更要少吃。

6）平时炒菜时要尽量避免那些油炸、油爆的烹调方法，可以选择蒸、煮、拌等方法。

7）限制含蔗糖的食品，如糖果、普通饮料、糕点。还要控制食盐的投入，食盐过多可加重大血管病变。

任务实施

1）以小组为单位，总结整理出糖尿病的定义、对健康的危害和饮食注意事项。

2）根据糖尿病的膳食制定原则计算出张大伯每日所需能量、蛋白质、脂肪等，最后在课堂上确认正确答案，并在课堂上分享。

以下为计算部分。

1. 制定糖尿病患者的膳食方案

1）理想体重：根据简易公式"理想体重（kg）=身高（cm）−105"，张大伯理想体重（kg）=168（cm）−105=63(kg)。

2）总能量：休息时每日每千克理想体重供给能量为25~30kcal。按照30kcal计算，张大伯每日所需总能量为1890kcal（63×30）。

3）碳水化合物：以占总能量的50%~60%为宜。按占总能量的60%计算，1890×60%=1134（kcal），1134/4=283.5（g）。

4）蛋白质：以每日每千克理想体重0.8~1.2g为宜。按每日每千克理想体重1g计算，63×1=63（g），63×4=252（g）。

5）脂肪：总能量减去碳水化合物和蛋白质的供能，即 1890－（1134＋252）＝504（kcal），504/9＝56（g）。

所以，该患者每日应进碳水化合物 283.5g、蛋白质 63g、脂肪 56g。

确定每日膳食总能量及三大产能营养素的组成后，可按照患者的生活习惯、个人喜好制定食谱。每天至少进食三餐，易发生低血糖的患者，可在正餐之间加餐，加餐量应从每日总能量中分出。早、中、晚三餐能量可按 1/5、2/5、2/5 或 30%、40%、30% 分配。膳食方案见表 6.3。

表 6.3　膳食方案

餐次	食物和用量
早餐	牛奶 250mL、燕麦粥（燕麦 40g）、鸡蛋 60g
午餐	杂粮煎饼 150g、鲫鱼汤 150g、青椒茄子（青椒 30g、茄子 120g）、凉拌豇豆（大蒜头 10g、豇豆 100g）、香蕉 100g
晚餐	糙米饭（糙米 125g）、萝卜炖牛腩（牛腩 100g、白萝卜 100g）、拌黄瓜（黄瓜 100g）、冬瓜海米汤（冬瓜 100g、海米 10g）
备注	全日烹调用玉米油 20mL，盐少许（3～5g）

2. 膳食营养评价

上述只为估算，老年人的饮食计划应根据个体的性别、年龄、身高、劳动强度、病情、并发症、生活习惯等具体情况而定，平时生活中应注意随访调整，提高老年人的饮食依从性。

1）限制总能量。老年糖尿病患者每日总能量摄入应根据其身高、体重、生理条件、劳动强度而定。正常体重的老年人，其能量摄入以能维持理想体重为宜。一般来说，按每日每千克理想体重计算，休息者的能量摄入为 25～30kcal，轻体力或脑力劳动者的能量摄入为 30～35kcal，中度体力劳动者的能量摄入为 35～40kcal，重体力劳动者的能量摄入为 40kcal。营养不良或伴有消耗性疾病的患者，能量摄入可适当增加。超重或肥胖的患者应严格限制能量摄入，使体重逐渐下降至理想体重的 ±5%，为维持减轻后的体重，应鼓励老年糖尿病患者长期坚持适度的锻炼（图 6.2）。

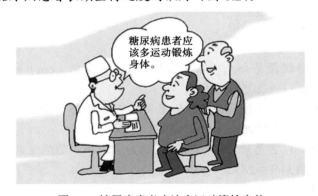

图 6.2　糖尿病患者应该多运动锻炼身体

2）保证碳水化合物。富含碳水化合物的食物常含有丰富的膳食纤维、维生素和矿物质，因此要保证碳水化合物提供总能量的 50%～60%。不同碳水化合物引起血糖升高的程度和速度不同。因此，建议选择 GI 较低的食物，如麦类、豆类及其制品、粗粮等，不但有助于血糖的控制，还有助于体重、血脂的控制。蔬菜类一般含膳食纤维较多，吸收较慢，也可多选用。不同水果含糖量不同，对血糖的影响不一样，可酌情选用黄瓜、柚子、番茄等含糖量较少的水果，如喜欢吃含糖量高的水果，则建议量再少些，或者适当减少主食。含糖饮料和白糖、红糖等精制糖升血糖作用快，应少选，发生低血糖急需升高血糖时可适量食用。糖醇和非营养性甜味剂可选用。采用计算食物交换份或经验估算来监测碳水化合物的摄入量，仍是血糖控制达标的关键。

3）严格控制脂肪。低脂饮食能减少 2 型糖尿病发病的风险，糖尿病患者严格限制脂肪的摄入有助于控制血糖、血脂，延缓心脑血管并发症的发生和发展。老年糖尿病患者膳食中脂肪供能不应超过总能量的 30%，其中饱和脂肪酸供能不应超过总能量的 7%。合并超重和肥胖症、脂代谢异常、高血压、动脉粥样硬化等患者，更应严格限制脂肪摄入，特别是富含饱和脂肪酸的肥肉、猪油、动物内脏等，平时烹饪宜选用芝麻油、玉米油、大豆油、花生油、菜籽油等植物油。反式脂肪酸因能延长食物的保质期，使食物更美味，常见于烘焙食品、油炸食品、膨化食品和奶茶等，但反式脂肪酸能增高低密度脂蛋白胆固醇水平。降低高密度脂蛋白胆固醇水平，与糖尿病和心脑血管并发症有关，所以应尽量减少摄入。

4）适量补充蛋白质。老年糖尿病患者蛋白质的摄入应根据有无糖尿病肾病和肾功能异常的情况而定。对于无糖尿病肾病、肾功能正常者，蛋白质供能以占总能量的 10%～15%为宜，蛋白质供给量为每日每千克理想体重 0.8～1.2g，营养不良或伴有消耗性疾病者可增至 1.5～2.0g；对于有糖尿病肾病而肾功能正常者，蛋白质供给量为每日每千克理想体重 0.8g 左右；对于血尿素氮升高者，每千克理想体重蛋白质供给量限制在 0.6g 以内。由于每天主食的摄入相对较多，谷类（图 6.3）是很重要的蛋白质来源，其他豆类、奶类、蛋类、瘦肉等也是很好的蛋白质来源，应保证 1/3 为优质的动物性蛋白质。另外，推荐每周进食 2～3 次非油煎（炸）的鱼。

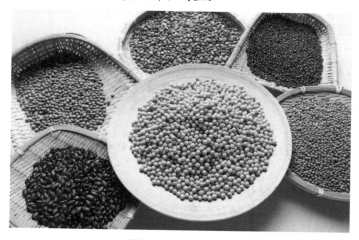

图 6.3　丰富的谷类

5）补充膳食纤维。膳食纤维具有饱腹感，有助于减少食物摄入，控制体重；膳食纤维能延缓食物的消化、吸收，降低餐后血糖高峰，有利于改善血糖、血脂。老年糖尿病患者膳食纤维摄入量应达到每 1000kcal 能量中含 14g 纤维，平时可多选富含膳食纤维的食品，如豆类、燕麦、玉米、全谷类或加工少的糙米面等，其中全谷类食物应占谷物的一半。

6）其他。碳水化合物、蛋白质和脂肪的比例可根据个人情况适当调整，以满足糖尿病患者的代谢目标和个人喜好；因为缺乏有效性和长期安全性的证据，不建议常规补充抗氧化剂，如维生素 E、维生素 C 和胡萝卜素；如果饮酒，每日饮酒量应适度。为避免低血糖的发生，应特别注意不可空腹饮酒。

任务点评

通过本任务的学习，对自己的知识点掌握情况做出自评。

评价内容	知识点	掌握程度 （A. 良好；B. 一般；C. 不好）	重难点总结
糖尿病认知	糖尿病的定义		
	糖尿病对健康的危害		
糖尿病患者的饮食注意事项	饮食注意事项		
糖尿病的膳食管理	膳食营养制定原则		
	膳食指导		

延展阅读

糖尿病的基础知识

1. 糖代谢

（1）血糖的定义
血液中所含的葡萄糖称为血糖，它是糖在体内的运输形式。
（2）血糖的来源
1）饭后食物中糖消化成葡萄糖，吸收入血循环，为血糖主要来源。
2）空腹时血糖来自肝脏，肝脏储有肝糖原，空腹时肝糖原分解成葡萄糖进入血液。
3）蛋白质、脂肪通过糖易生过程变成葡萄糖。

2. 血糖的去路

1）血糖的主要去路是在全身各组织细胞变化中氧化分解成二氧化碳和水，同时释放大量能量。
2）进入肝脏变成肝糖原储存起来。
3）进入肌肉细胞变成肌糖原储存起来。
4）转变为脂肪储存起来。
5）转化为细胞的组成部分。

3. 血糖的调节

正常人血糖能保持一定水平，主要依靠肝脏、激素及神经系统三者的调节。

（1）肝脏

正常生理状态下，血糖升高时，葡萄糖进入肝细胞，肝细胞将大量葡萄糖合成糖原，储存起来以备"饥荒"；一部分葡萄糖合成脂肪，使进入血液循环的葡萄糖不致过量。一旦血糖水平较低，脑细胞和血细胞就会产生功能障碍。肝细胞可通过糖原分解及糖异生这两条途径，生成葡萄糖送入血液循环以提高血糖水平。

（2）激素

1）胰岛素：是体内唯一降低血糖的激素，可促进组织细胞摄取和利用葡萄糖，促进肝细胞和肌肉细胞将葡萄糖合成糖原，促进糖类转变为脂肪，抑制糖的异生。

2）胰升糖素：可促进肝糖原分解及减少葡萄糖的利用为使血糖升高。

3）肾上腺素：可促使肝糖原分解和肌糖原的酵解，从而升高血糖。

4）糖皮质激素：可促进肝脏中糖的异生，抑制肌肉及脂肪组织摄取葡萄糖，从而提高血糖水平。

5）生长激素：抑制肌肉和脂肪组织利用葡萄糖，促进肝脏中糖的异生使血糖升高。

体内多种激素相辅相成，共同形成一个糖代谢调节系统，维持着血糖的动态平衡。

（3）神经系统

中枢神经系统通过交感神经系统或肾上腺髓质分泌肾上腺素及去甲肾上腺激素，抑制胰岛素分泌，使血糖升高。中枢神经系统通过副交感神经，使胰岛素分泌增加，从而对抗血糖，使血糖降低或调节到正常水平。

正常人血糖在肝脏、激素及神经系统调节下，在一定范围内波动，空腹血糖为 3.9～6.1mmol/L（葡萄糖氧化酶法测定），餐后 2h 血糖不超过 7.8mmol/L。

（资料来源：佚名，2016. 正常人血糖调节方式[EB/OL].（2016-10-28）[2019-12-15].
http://www.med66.com/jcyx_swhx/zh1610288479.shtml.）

任务三　掌握高血压的膳食管理

任务目标

『知识目标』

1. 认识高血压。
2. 了解高血压患者的饮食注意事项。
3. 掌握高血压的膳食管理。

『技能目标』

1. 能够根据患病特点鉴别出高血压。
2. 能够制定简单的高血压膳食指导方案。

『职业素养目标』

1. 培养对高血压的辨别敏感度。
2. 培养团队合作精神及协助精神。

情境导入

赵先生今年 50 岁，一直患有高血压，目前职位是办公室职员，日常轻体力活动。身体状况为体重超重，血脂微高，无其他疾病。近日赵先生感觉头晕比较严重，希望可以通过饮食辅助治疗自己的高血压。

任务描述

1）根据本任务的学习，认识了解高血压及其对健康的危害，能够根据其特点判断出高血压。

2）通过学习高血压的饮食注意事项和膳食管理，能够分析案例制定一日膳食营养食谱并进行简单的膳食指导。

相关知识

一、高血压认知

（一）高血压的定义

高血压也称血压升高，是血液在血管中流动时对血管壁造成的压力值持续高于正常值的现象。高血压常被称为"无声的杀手"，大多数患者可在没有任何症状的情况下发病，并且血管壁长期承受着高于正常的压力会导致冠心病、脑卒中等严重疾病。

根据《中国高血压防治指南（2018 年修订版）》，高血压被定义为在未使用降压药物的情况下，有 3 次诊室血压值均高于正常，即诊室收缩压（俗称高压）≥140mmHg 和（或）舒张压（俗称低压）≥90mmHg，而且这 3 次血压测量不在同一天内。

高血压的症状因人而异，早期可能无症状或症状不明显，常见的是头晕、头痛、颈项板紧、疲劳、心悸等，仅仅会在劳累、精神紧张、情绪波动后发生血压升高，并在休息后恢复正常。随着病程延长，血压明显持续升高，逐渐会出现各种症状。此时被称为缓进型高血压病。缓进型高血压病常见的临床症状有头痛、头晕、注意力不集中、记忆力减退、肢体麻木、夜尿增多、心悸、胸闷、乏力等。当血压突然升高到一定程度时甚至会出现剧烈头痛、呕吐、心悸、眩晕等症状，严重时会发生神志不清、抽搐，这就属于急进型高血压和高血压危重症，多会在短期内发生严重的心、脑、肾等器官的损害和病变，如脑卒中、心肌梗死、肾功能衰竭等。症状与血压升高的水平并无一致的关系。继发性高血压的临床表现主要是有关原发病的症状和体征，高血压仅是其症状之一。继发性高血压患者的血压升高具有其自身特点，如主动脉缩窄所致的高血压可仅限于上肢；嗜铬细胞瘤引起的血压增高呈阵发性。

（二）高血压对健康的危害

长期高血压可使动脉血管壁增厚或变硬，管腔变细，进而影响心脏和脑部供血。高血压可使心脏负荷加重，易发生左心室肥大，进一步导致高血压性心脏病、心力衰竭。当血压骤升时，脑血管容易破裂发生脑出血；或已硬化的脑部小动脉形成一种粟粒大小的微动脉瘤，当血液波动时微动脉流破裂而造成脑出血；或高血压加快动脉粥样硬化过程，动脉内皮细胞受到损伤，血小板易在伤处聚集，又容易形成血栓，引发心肌梗死或脑梗死。

二、高血压患者的饮食注意事项

（一）宜用食物

多食用能保护血管和有降血压及降血脂作用的食物。有降压作用的食物有芹菜、胡萝卜、番茄、荸荠、黄瓜、木耳、海带、香蕉等；降脂食物有山楂、大蒜，以及香菇、平菇、蘑菇、黑木耳、银耳等蕈类食物；多食用富含钙的食物，如乳类及其制品、豆类及其制品、鱼、虾等；多食用富含维生素的新鲜蔬菜、水果，如油菜、小白菜、芹菜叶、莴笋、柑橘、大枣、猕猴桃、苹果等。

（二）忌用或少用食物

限制能量过高食物，尤其是动物油脂或油炸食物。清淡饮食有利于高血压防治，油腻食物过量，易消化不良，且可发生猝死；限制所有过咸的食物如腌制品、蛤贝类、虾米、皮蛋，含钠高的绿叶蔬菜等；不用和少用的食物，如油饼、咸大饼、油条、咸豆干、咸花卷、咸面包、咸饼干、咸蛋、咸肉、火腿、酱鸭、板鸭、皮蛋、香肠、红肠、咸菜、酱菜和一切盐腌食物、含盐量不明的含盐食物和调味品；烟、酒、浓茶、咖啡，以及辛辣的刺激性食品。

三、高血压的膳食管理

（一）膳食营养制定原则

高血压患者最需要注意的是"限盐"，WHO 建议把盐限制在每人每天 5g 以内。日常生活中，我们可以用"控盐小勺"去衡量。同时需要注意的是，在日常生活中还会摄入其他含钠高的调味品（味精、酱油等）、腌制品、零食等，均需要控制摄入量。如果比之前的盐摄入量减少对于血压控制也是有益的。

此外，还需要增加膳食中的钾摄入，如新鲜蔬菜、水果和豆类等，增加富含食用纤维的全谷物、植物来源的蛋白质等，不饮或限制饮酒。

（二）膳食指导

1. 适量补充高钾食物

富含钾的食物进入人体可以对抗钠所引起的升压和血管损伤作用，这类食物包括豆类、冬菇、黑枣、杏仁、核桃、花生、土豆、竹笋、鱼肉、禽肉类，叶菜类蔬菜如苋菜、油菜及大葱等，水果如香蕉、枣、桃、橘子等。

2. 适当补铁

研究发现，老年高血压患者的血浆铁低于正常值，因此多吃豌豆、木耳等富含铁的食物，不但可以降血压，还可预防老年人贫血。

3. 严格限制脂肪总量及饱和脂肪酸摄入量

高脂血症是引发高血压的主要危险因素之一，故老年高血压患者要注意防止过量摄入含脂肪高的食物，如肥肉、大量猪瘦肉、蛋黄、奶油等，烹调时也应尽量用植物油，少用动物油。

4. 碳水化合物比例要适宜

过多地摄入碳水化合物可引起血中甘油三酯升高。碳水化合物的主要来源是米、面、杂粮等淀粉类食物及蔗糖、果糖等。因此，老年高血压患者在限制主食的同时，应少吃纯糖食物。喝牛奶尽量不加糖，不宜喝饮料，多喝白开水和乌龙茶。主食以粗细搭配为佳，如米、面配以适量的绿豆、红豆、小米、玉米面、燕麦粉等。

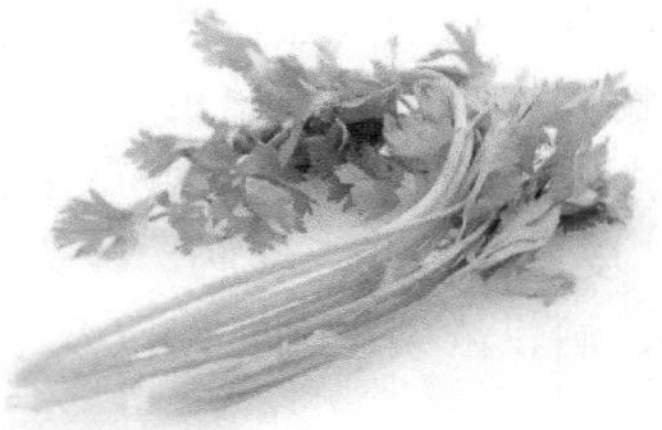

5. 多吃新鲜蔬菜和水果

膳食纤维和果胶能降低胆固醇，而蔬菜和水果是维生素、钙、钾、镁、纤维素和果胶的丰富来源，每人每天至少食用各种蔬菜 400～500g。例如，芹菜（图 6.4）、菜花、香菇、豆芽、扁豆、木耳、山楂、苹果、草莓等，都有降低胆固醇、防止血小板凝结、防止血管硬化的作用，同时也有助消化、通大便和降血脂的作用。

图 6.4 芹菜

6. 少量多餐

老年高血压患者切忌吃得过饱，特别是晚餐，应以清淡食品为宜，过量食用油腻食品可加快血液凝固，促进血栓形成；饱餐还可诱发心肌梗死。

7. 忌烟酒、浓茶及辛辣食品

因为辣椒、花椒、胡椒、烟、酒、茶都具有刺激性和兴奋性，对老年高血压患者的身心无益。

8. 减少钠的摄入

炒菜时少加盐，食盐每天以 3～5g 为好。味精含钠较高，亦应限量食用。

任务实施

1）以小组为单位，总结整理出高血压的定义、对健康的危害和饮食注意事项。

2）根据高血压的膳食制定原则为赵先生制定一日营养食谱，并在课堂上分享。

以下为一日营养食谱举例。

高血压患者的食谱制订方案见表6.4。

表6.4　高血压患者的食谱制订方案

餐次	食物和用量
早餐	低脂牛奶250mL、小米粥（小米30g）、麸皮面包50g
午餐	米饭（大米125g）、清蒸鲈鱼150g、木耳油菜（木耳5g、油菜100g）、蒜泥拌海带丝（大蒜10g、海带丝100g）、香蕉（100g），盐少许（1～2g）
晚餐	米饭（大米125g）、肉末豆腐（猪瘦肉50g、豆腐150g）、拌黄瓜（100g）、番茄冬瓜汤（番茄50g、冬瓜100g）
备注	全日烹调用玉米油20mL，盐少许（1～2g）

膳食营养计算见表6.5。

表6.5　膳食营养计算

营养素	摄入量	正常人参考摄入量
能量	1838kcal	2300kcal
蛋白质	73g（16%）	75g
脂肪	43g（21%）	25%～30%
碳水化合物	289g（63%）	55%～65%
钠	1719mg	2200mg
钾	1947mg	2000mg

该膳食为低盐低脂膳食，可以有效控制每日钠、盐的摄入量，同时能量合适，脂肪、碳水化合物比例适当，可以满足高血压患者一天的营养素需要。

任务点评

通过本任务的学习，对自己的知识点掌握情况做出自评。

评价内容	知识点	掌握程度（A. 良好；B. 一般；C. 不好）	重难点总结
高血压认知	高血压的定义		
	高血压对健康的危害		
高血压患者的饮食注意事项	饮食注意事项		
高血压的膳食管理	膳食营养制定原则		
	膳食指导		

延展阅读

高血压患者不能做的 10 件事

对于高血压患者来说，生活方式上的调整十分重要，如果生活中没有做好，吃再多药都可能没有效果。高血压患者不能做以下 10 件事。

1. 喝浓茶

因为红茶中所含的茶碱最高，可以引起大脑兴奋、不安、失眠、心悸等不适，从而使血压上升。高血压患者忌饮浓茶，尤其是忌饮浓烈红茶。

2. 喝冷饮

摄入大量冷饮，会突然刺激肠胃，使得全身血管收缩，导致血压升高，加重病情，并容易诱发脑出血。如果胃肠道有溃疡的高血压患者，还会诱发胃肠血管出血。

3. 喝酒

研究表明，饮酒在一般情况下会让血压升高 4～8mmHg。饮酒可使心率增快，血管收缩，血压升高。大量、长期饮酒，更易诱发动脉粥样硬化，加重高血压。

4. 吃加工肉

加工肉食含盐较多，包括咸肉、香肠、肉酱面等。高血压高危人群最好选择低盐或无盐肉食，如新鲜鸡胸肉、牛瘦肉、鱼虾等。

5. 吃味精

味精的主要成分是谷氨酸钠，如果平时钠的含量已经达到阈值，再多吃味精，显然会增高钠的摄入量，从而不利于高血压的控制。

6. 吃太咸

吃盐太多，会导致血管管腔变细，血流阻力增加，血压升高。同时也会加重肾脏负担，造成排钠障碍，升高血压。

7. 吃辛辣食物

辛辣饮食会引起神经兴奋，可能加重内脏负担，导致血压升高。

8. 熬夜

睡眠不足的人更容易精神紧张、焦虑、烦躁，大脑皮质兴奋抑制过程易平衡失调，引起全身小动脉痉挛，从而产生高血压。

9. 吸烟

有研究表明，吸一支烟后心率每分钟增加 5～20 次，收缩压增加 10～25mmHg。所以，没有高血压的人戒烟可预防高血压的发生，有高血压的人更应戒烟。

10. 发脾气

情绪波动也会导致血压升高，很多人吵架时血压都是超标的。生气、紧张、恐惧时会心动过速，呼吸急促，甚至全身发抖，也会造成血压升高。

（资料来源：佚名，2019. 高血压不能做的 10 件事[EB/OL].（2019-03-04）[2019-12-15]. https://jingyan.baidu.com/article/1709ad8026db434634c4f005.html.）

任务四 掌握慢性阻塞性肺疾病的膳食管理

任务目标

『知识目标』

1. 认识慢性阻塞性肺疾病。
2. 了解慢性阻塞性肺疾病患者的饮食注意事项。
3. 掌握慢性阻塞性肺疾病的膳食管理。

『技能目标』

1. 能够根据患病特点鉴别出慢性阻塞性肺疾病。
2. 能够制定简单的慢性阻塞性肺疾病膳食指导方案。

『职业素养目标』

1. 培养对慢性阻塞性肺疾病的辨别敏感度。
2. 培养独立分析的能力。
3. 善于沟通。

情境导入

王爷爷前几天被查出患有慢性阻塞性肺疾病，王爷爷今年 70 岁，身高 170cm，体重 65kg，体温正常。

任务描述

1）根据本任务的学习，认识了解慢性阻塞性肺疾病及其对健康的危害，能够根据其特点判断出慢性阻塞性肺疾病。

2）通过学习慢性阻塞性肺疾病的饮食注意事项和膳食管理，能够分析案例制定一日膳食营养食谱并进行简单的膳食指导。

相关知识

一、慢性阻塞性肺疾病认知

（一）慢性阻塞性肺疾病的定义

慢性阻塞性肺疾病（chronic obstructive pulmonary disease，COPD）是一种具有气流阻塞特征的慢性支气管炎和（或）肺气肿，可进一步发展为肺心病和呼吸衰竭的常见慢性病。与有害气体及有害颗粒的异常炎症反应有关，致残率和病死率很高，全球 40 岁以上发病率已高达 10%。

（二）慢性阻塞性肺疾病对健康的危害

1）慢性咳嗽常为最早出现的症状，随病程发展可终身不愈，常晨间咳嗽明显，夜间有阵咳或排痰。当气道严重阻塞时，通常仅有呼吸困难而不表现出咳嗽。

2）咳痰一般为白色黏液或浆液性泡沫痰，偶可带血丝，清晨排痰较多。急性发作期痰量增多，咳有脓性痰。

3）气短或呼吸困难是慢性阻塞性肺疾病的主要症状，早期在劳力时出现，后逐渐加重，以致在日常生活甚至休息时也感到气短。但由于个体差异，部分人可耐受。

4）部分患者特别是重度患者或病情加重时会出现喘息和胸闷。

5）其他疲乏、消瘦、焦虑等常在慢性阻塞性肺疾病病情严重时出现，但并非慢性阻塞性肺疾病的典型表现。

二、慢性阻塞性肺疾病患者的饮食注意事项

1）宜食食物。宜食含不饱和脂肪酸较多的食物，如核桃、花生米、芝麻等；含磷丰富的食物，如各种动物类的蛋白质等；含钾丰富的食物，如各种绿色的蔬菜和深色水果等。

2）忌食食物。忌食酒、过咸食物（如咸肉、熏肉等），以及各种辛辣刺激性的食物（如辣椒、咖喱、胡椒、蒜、葱、韭菜、花椒、生姜等）。

三、慢性阻塞性肺疾病的膳食管理

（一）膳食营养制定原则

1. 充足的能量

慢性阻塞性肺疾病患者每日用于呼吸的能量消耗为 430～720kcal，较正常人高 10 倍。患者的高代谢率随疾病的加重程度越发明显，体重下降也越显著。能量消耗的计算公式为

每日能量＝基础能量消耗（BEE）×活动系数×应激系数×校正系数

活动系数：卧床 1.2，下床轻度活动 1.25，正常活动 1.3。

应激系数：体温正常为 1.0，38℃取 1.1，39℃取 1.2，40℃取 1.3，41℃取 1.4。

校正系数：男性 1.16，女性 1.19。

2. 适量的蛋白质

一般每日蛋白质供给为 1.0～15g/kg，占总能量的 15%～20%即可维持正氮平衡。慢性阻塞性肺疾病患者的高代谢状态，并非高分解状态，体重的损失更多源于体脂的分解，对瘦体组织影响不明显。过量的蛋白质会增加患者的呼吸功能，使患者产生呼吸困难。过多的蛋白质摄入还会导致尿钙增多，使钙需要量增加和液体失衡。

3. 提高脂肪摄入

脂肪具有较低的呼吸商，能减少二氧化碳产生，对慢性阻塞性肺疾病患者有利，尤其是对高碳酸血症及通气受阻的患者。脂肪供给以占总能量的 30%～35%为宜，其中饱和脂肪酸的摄入不宜过高，可适量增加不饱和脂肪酸的摄入，必要时可用中链脂肪酸替代，不仅有利于消化吸收，还有利于正氮平衡的恢复。

4. 低的碳水化合物

三大产能营养素碳水化合物、脂肪和蛋白质产生的呼吸商分别为 1.0、0.7、0.8，大量的糖类食物可增加二氧化碳生成和气体量，对于严重通气功能障碍的患者，特别是伴有高碳酸血症者不利，但过分限制碳水化合物的饮食易引起酮症，导致组织蛋白的过度分解，以及体液和电解质的丢失。碳水化合物的供给占总能量的 50%～55%为宜，每日至少有 50g 碳水化合物。

5. 维生素和微量元素

慢性阻塞性肺疾病患者存在各种维生素和矿物质的缺乏。此时容易造成氧自由基对机体的损伤或影响各种物质的能量代谢，加重呼吸肌无力。患者还易出现低钾血症和低磷血症，因此，膳食中应注意补充维生素和微量元素，特别是维生素 C、维生素 E 及钙、磷、钾等含量丰富的食物。

6. 少量多餐

慢性阻塞性肺疾病患者常出现胃肠道症状，如恶心、腹胀、便秘等，以及疲乏和气促，这些都会影响食欲和营养成分的吸收。少量多餐可以减轻胃肠道的负担，有利于食物的消化和吸收。

（二）膳食指导

1. 膳食营养目标

通过膳食营养以维持患者良好的营养状态，维持理想体重，增强呼吸肌力，改善体力活动能力，维持有效呼吸通气功能，增强机体免疫力，有利于减轻急性呼吸道感染等并发症，并降低急性并发症发生频率。

2. 能量营养素需求

高能量前提下，蛋白质的供能百分比为 15%～20%，脂肪的供能百分比为 30%～35%，碳水化合物的供能百分比为 50%～55%。

任务实施

1）以小组为单位，总结整理出慢性阻塞性肺疾病的定义、对健康的危害和饮食注意事项。

2）根据慢性阻塞性肺疾病的膳食制定原则为王爷爷制定一日营养食谱，并在课堂上分享。

以下为一日营养食谱举例。

1. 计算得出每日所需营养量

$$基础能量消耗（BEE）=66.47+（13.75×65）+（5×170）-（6.76×70）=1337.02（kcal）$$
$$全日能量摄入（Q）=1337.02×1.2×1.0×1.16≈1861（kcal）$$
$$蛋白质所需的量=65×（1.0～1.5）=（65～95）脂肪=总能量的（15%～20%）=62～72（g）$$
$$碳水化合物所需的量=232～255g$$

2. 基本方案

按照不同阶段制备膳食方案。

1）急性期或伴有感染时。此期患者出现急性呼吸道感染或病情突然加重，做面罩或人工气道辅助机械通气时，应提供鼻饲等胃肠内营养支持。若出现严重的胃肠道的反应，如恶心、呕吐、腹胀、便秘等应先做短期的胃肠外的静脉营养，1～2d 后症状缓解后再改为胃肠内营养支持。

2）稳定期。给予高能量高脂肪低碳水化合物饮食。根据患者的性别、身高、年龄、体重、体温、体力活动情况，按照公式计算能量的实际需要量。三大产能营养素蛋白质、脂肪、碳水化合物的供能百分比分别为 15%～20%、30%～35%、50%～55%。根据血液生化报告，适量补充含钾、磷、钙丰富的食物达到 RNI 标准，同时选用丰富的蔬菜和水果保证维生素的供给；少量多餐。慢性阻塞性肺疾病患者缺氧症状明显，可在餐前或餐后进行吸氧治疗。

3. 高能量高脂肪低碳水化合物膳食指导

高能量高脂肪低碳水化合物膳食指导方案及膳食营养计算分别见表 6.6 和表 6.7。

表 6.6　高能量高脂肪低碳水化合物膳食指导方案

餐次	食物和用量
早餐	大米粥（大米 50g）、黄油面包（黄油 15g、面包 50g）、油煎荷包蛋 1 个、卤花生米（花生 15g）
加餐	全脂高钙牛奶 200mL、饼干 30g
午餐	大米饭（大米 100g）、蒸大排条（大排条 100g）、木耳炒黄瓜（木耳 10g、黄瓜 100g）、毛菜蘑菇豆腐汤（毛菜 30g、蘑菇 30g、豆腐 50g）

续表

餐次	食物和用量
加餐	鲜橙汁 200mL（鲜橙 400g）
晚餐	三鲜水饺（虾仁 50g、猪瘦肉 30g、大白菜 100g、面粉 80g）、炒菠菜（菠菜 100g）、番茄冬瓜汤（番茄 50g、冬瓜 50g）
加餐	香蕉 1 根

表 6.7　膳食营养计算

营养素	摄入量	RNI 或 AI
能量	1818kcal	2300kcal
蛋白质	70g	75g
脂肪	62g（30.7%）	64g
碳水化合物	245g（53.9%）	
钙	844mg	1000mg
铁	15.3mg	15mg
锌	11mg	15.5mg
硒	48.5μg	50μg
磷	1015mg	700mg
铜	1.5mg	2mg
钠	1610mg	2200mg
钾	1860mg	2000mg
视黄醇当量	172μg	800μg
维生素 B_1	1.0mg	1.4mg
维生素 B_2	1.12mg	1.4mg
维生素 C	86mg	100mg
动物蛋白/豆类蛋白/植物蛋白	46.2%/2.9%/50.9%	

任务点评

通过本任务的学习，对自己的知识点掌握情况做出自评。

评价内容	知识点	掌握程度 （A．良好；B．一般；C．不好）	重难点总结
慢性阻塞性肺疾病认知	慢性阻塞性肺疾病的定义		
	慢性阻塞性肺疾病对健康的危害		
慢性阻塞性肺疾病患者的饮食注意事项	饮食注意事项		
慢性阻塞性肺疾病的膳食管理	膳食营养制定原则		
	膳食指导		

🎴 延展阅读

呼吸系统疾病发病的主要相关因素

1. 呼吸系统的结构功能与疾病的关系

呼吸系统在人体的各种系统中与外环境接触最频繁，接触面积大。成年人在静息状态下，每日有呼吸系统疾病 12 000L 气体进出于呼吸道，在 3 亿～7.5 亿肺泡（总面积约 100m² ）与肺循环的毛细血管中进行气体交换，从外界环境吸取氧，并将二氧化碳排至体外。在呼吸过程中，外界环境中的有机或无机粉尘，包括各种微生物、异性蛋白过敏原、尘粒及有害气体等皆可吸入呼吸道肺部引起各种病害。其中以肺部感染最为常见，原发性感染以病毒感染最多见，最先出现于上呼吸道，随后可伴发细菌感染；外源性哮喘及外源性变应性肺泡炎；吸入生产性粉尘所致的尘肺，以硅肺、煤硅肺和石棉肺最为多见；吸入水溶性高的二氧化硫、氯、氨等刺激性气体会发生急、慢性呼吸道炎和肺炎，而吸入低水溶性的氮氧化合物、碳酰氯、硫酸二甲酯等气体，会损害肺泡和肺毛细血管，从而引发急性肺水肿。

肺有两组血管供应，肺循环的动、静脉为气体交换的功能血管；体循环的支气管动、静脉为气道和脏层胸膜等的营养血管。肺与全身各器官的血液及淋巴循环相通，所以皮肤和软组织疖痈的菌栓、栓塞性静脉炎的血栓、肿瘤的癌栓，可以到达肺，分别引起继发性肺脓肿、肺栓塞、转移性肺癌。消化系统的肺癌，肺部病变亦可向全身播散，如肺癌、肺结核播散至骨、脑、肝等脏器；同样亦可在肺本身发生病灶播散。

肺循环的血管与气管-支气管同样越分越细，细小动脉的截面积大，肺毛细血管床面积更大，且很易扩张。因此，肺为一个低压（肺循环血压仅为体循环血压的 1/10）、低阻、高容的器官。当出现二尖瓣狭窄、左心功能衰竭、肝硬化、肾病综合征和营养不良的低蛋白血症时，会发生肺间质水肿，或胸腔漏出液。

一些免疫、自身免疫或代谢性的全身性疾病，如结节病、系统性红斑狼疮、类风湿性关节炎、皮肌炎、硬皮病等都可累及肺部。肺还具有非呼吸性功能，如肺癌异位性激素的产生和释放所产生的内分泌综合征。

2. 社会人口老龄化

随着科学和医学技术的突飞猛进，人类寿命延长的速度也迅速加快。据记载 2000 年前的平均寿命仅次于 20 岁，18 世纪增为 30 岁，到 19 世纪末达 40 岁。据联合国人口司预测，到 2025 年全世界 60 岁以上人口将增至 11.21 亿，占世界人口的 13.7%，其中发展中国家为 12%，发达国家达 23%。1993 年底，上海市 60 岁以上的老年人已超过 210 万，占总人口的 16%，2025 年老年人口将达 400 万，占 28%以上。呼吸系统疾病如慢性阻塞性肺疾病、肺癌均随年龄的增加，其患病率亦随之上升。由于老年的机体免疫功能低下，且易引起吸入性肺炎，即使各种新抗生素相继问世，肺部感染仍居老年感染疾病之首位，常为引起死亡的直接因素。

3. 大气污染和吸烟的危害

病因学研究证实，呼吸系统疾病的增加与空气污染、吸烟密切相关。有资料证明，空气中烟尘或二氧化硫超过 $1000\mu g/m^3$ 时，慢性支气管炎急性发作显著增多；其他粉尘如二氧化碳、煤尘、棉尘等可刺激支气管黏膜，减损肺清除和自然防御功能，为微生物入侵创造条件。工业发达国家比工业落后国家的肺癌发病率高，说明与工业废气中致癌物质污染大气有关。吸烟是小环境的主要污染源，吸烟与慢性支气管炎和肺癌相关。1994年，WHO 提出吸烟是世界上引起死亡的最大"瘟疫"。经调查表明发展中国家在近半个世纪内，吸烟吞噬生灵 6000 万，其中 2/3 是 45～65 岁人士，吸烟者比不吸烟者早死 20年。如按目前吸烟情况继续下去，到 2025 年，世界每年因吸烟致死将达 1000 万人，为目前死亡率的 3 倍，其中中国占 200 万人。现在中国烟草总消耗量占世界首位，青年人吸烟明显增多，未来的 20 年中，因吸烟而死亡者将会急剧增多。

4. 吸入性变应原增加

随着中国工业化及经济的发展，特别在都市可引起变应性疾病（哮喘、鼻炎等）的变应原的种类及数量增多，如地毯、窗帘的广泛应用使室内尘螨数量增多，宠物饲养(鸟、狗、猫）导致动物毛变应原增多，还有空调机的真菌、都市绿化的某些花粉孢子、有机或无机化工原料、药物及食物添加剂等；某些促发因子的存在，如吸烟（被动吸烟）、汽车排出的氮氧化物、燃煤产生的二氧化硫、细菌及病毒感染等，均是哮喘患病率增加的因素。

5. 肺部感染病原学的变异及耐药性的增加

呼吸道及肺部感染是呼吸系统疾病的重要组成部分。中国结核病（主要是肺结核）患者人数居全球第二，有肺结核患者 500 万人，其中具传染性的有 150 万人，而感染耐多药的结核分枝杆菌的患者可达 17% 以上。由于至今尚未有防治病毒的特效方法，病毒感染性疾病的发病率未有明显降低；自广泛应用抗生素以来，细菌性肺炎的病死率显著下降，但老年患者病死率仍高，且肺炎的发病率未见降低。在医院获得性肺部感染中，革兰氏阴性菌占优势。在革兰氏阳性球菌中，耐甲氧西林的细菌亦明显增加；社区获得性肺炎仍以肺炎链球菌和流感嗜血杆菌为主要病原菌，还有军团菌、支原体、衣原体、病毒等。在 2003 年暴发的严重急性呼吸综合征（severe acute respiratory syndrome，SARS），则为 SARS 冠状病毒感染。此外，免疫低下或免疫缺陷者的呼吸系统感染，则应重视特殊病原如真菌、肺孢子菌及非典型分枝杆菌感染。

6. 医学科学和应用技术进步使诊断水平提高

近年来，生理学、生化、免疫、药理、核医学、激光、超声、电子技术等各领域科研的进展为呼吸系统疾病的诊断提供了条件。现采用细胞及分子生物学技术对一些呼吸系统疾病的病因、发病机制、病理生理等有了新的、较全面的认识，使疾病更准确、更早期得以诊断。

7. 呼吸系统疾病长期以来未能得到足够的重视

由于呼吸器官具有巨大生理功能的储备能力，平时只需 1/20 肺呼吸功能便能维持正常生活，故肺的病理变化，临床上常不能如实反映；呼吸系统疾病的咳嗽、咳痰、咯血、胸痛、气急等症状缺乏特异性，常被人们及临床医师误为感冒、气管炎，而对重症肺炎、肺结核或肺癌等疾患延误了诊断；或因反复呼吸道感染，待发展到肺气肿、肺心病，发生呼吸衰竭才被重视，但为时已晚，其病理和生理功能已难以逆转。

（资料来源：佚名，2015．呼吸系统疾病[EB/OL]．（2015-03-26）[2019-12-15].https://www.docin.com/p-1105194074.html.）

任务五　掌握老年慢性胃炎的膳食管理

任务目标

『知识目标』

1. 认识老年慢性胃炎。
2. 了解老年慢性胃炎患者的饮食注意事项。
3. 掌握老年慢性胃炎的膳食管理。

『技能目标』

1. 能够根据患病特点鉴别出老年慢性胃炎。
2. 能够制定简单的老年慢性胃炎膳食指导方案。

『职业素养目标』

1. 培养对老年慢性胃炎的辨别敏感度。
2. 善于沟通。
3. 培养耐心精神。

情境导入

养老专业高敏所住小区老年人较多，邻居王爷爷今年 64 岁，体重正常，患有慢性萎缩性胃炎已经很多年了，其他身体指征良好。近期王爷爷的老伴儿刚刚去世，高敏想为王爷爷制定一个合理的膳食指导方案，希望他可以照顾好自己。

任务描述

1）根据本任务的学习，认识了解老年慢性胃炎及其对健康的危害，能够根据其特点判断出老年慢性胃炎。

2）通过学习老年慢性胃炎的饮食注意事项和膳食管理，能够分析案例制定一日膳食营养食谱并进行简单的膳食指导。

相关知识

一、老年慢性胃炎认知

（一）老年慢性胃炎的定义

慢性胃炎（chronic gastritis），系指不同病因反复作用于易感人体，引起的胃黏膜慢性炎症或萎缩性病变。其实质是胃黏膜上皮遭受反复损害后，由于黏膜的特异再生能力，黏膜发生改建，且最终导致不可逆的固有胃腺体的萎缩甚至消失。

最常见的是慢性浅表性胃炎和慢性萎缩性胃炎。本病最常见的症状是胃部疼痛和饱胀感，尤其在饭后症状加重，而空腹时比较舒适。每次进食量虽不多，却觉得过饱而不适，常伴有嗳气、反酸、烧心、恶心呕吐、食欲不振、消化不良等现象。由于进食少、消化不良，可产生营养不良、消瘦，贫血和虚弱。一些患者还伴有神经系统症状，如精神紧张、心情烦躁、失眠、心悸、健忘等，这些现象反过来又可加重慢性胃炎的胃部症状，形成恶性循环，使病情复杂，不易治愈。

（二）老年慢性胃炎对健康的危害

老年慢性胃炎并发出血，且因胃黏血管硬化不易止血，又由于血容量减少，心、脑、肝、肾等重要脏器血液灌流不足，发生功能障碍。由于老年人体内调节电解质功能障碍，在慢性胃炎活动期或饮食失当时，会引起呕吐与腹泻，易致水、电解质平衡紊乱。老年慢性胃炎常有伴发病，如慢性支气管炎、肺气肿、高血压、冠心病、糖尿病等。

二、老年慢性胃炎患者的饮食注意事项

1. 宜食食物

老年慢性胃炎患者宜食含有优质蛋白的奶类、蛋类、禽类、鱼类，富含铁的食品如瘦肉类、肝脏等动物内脏（图6.5），以及深色的新鲜蔬菜和水果。胃酸分泌多时，可选用碱性食物，如牛奶、豆浆、馒头、面包等；胃酸分泌减少时，可选用浓肉汤、鸡汤、酸味的果汁和加醋的调料品、酸奶等。

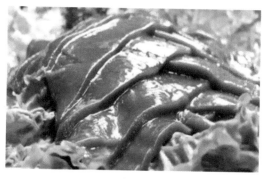

图6.5 动物内脏

2. 忌食食物

老年慢性胃炎患者忌食油腻、脂肪量高的食品，如肥肉、奶油、油炸食品、油煎食品等；刺激性的食物，如浓茶、浓咖啡、浓肉汤、咖喱、胡椒粉、芥末粉、辣椒、洋葱、蒜、葱等；含粗纤维食物，如粗粮、韭菜、芹菜、薯类等；过冷、过热、坚硬不消化、易产气的食物，如冷饮、凉菜、腊肉、牛筋等；以及烟和酒。

三、老年慢性胃炎的膳食管理

（一）膳食营养制定原则

老年慢性胃炎患者的膳食营养制定原则包括去除诱因、平衡膳食、少量多餐，并保持胃酸正常。

1. 去除诱因

去除诱因避免各种对胃黏膜有损伤的食物和药物，如生冷、酸辣、坚硬、不能耐受的过于粗糙的食物。戒烟酒，防止因烟酒引起的食管括约肌张力降低，导致胃食管反流。

2. 平衡膳食

能量和各种营养素充足、均衡，能维持和促进机体的健康，防止营养不良。对于贫血的人群更应多补充维生素 B_{12}、叶酸、维生素 C 和富含铁的食品。

3. 少量多餐

饮食要有规律，定时定量，避免暴饮暴食，以减轻胃部的负担。饮食干稀搭配，避免晚餐过饱。

4. 保持胃酸正常

胃酸分泌过多时，可以饮用牛奶、豆浆、烤面包、含碱馒头以中和胃酸；胃酸分泌减少时，可以选用浓缩的肉汤、鸡汤、甜点、酸味的水果和果汁刺激胃液的分泌。避免食用引起腹部胀气和纤维较多的食物。

（二）膳食指导

1. 膳食营养目标

老年慢性胃炎患者要保证营养充足和平衡，调整胃的各项功能，减轻胃的负担。浅表性胃炎胃酸分泌过多时，用碱性食物予以中和；萎缩性胃炎胃酸分泌过少时，可以用酸性食物刺激胃液分泌，帮助消化。

2. 能量营养素要求

老年慢性胃炎患者的能量营养素要求：能量为 30～35kcal/（kg·d），蛋白质为 1～

1.5g/（kg·d），脂肪占总能量的20%～25%。

1）以小组为单位，总结整理出老年慢性胃炎的定义、对健康的危害和饮食注意事项。

2）根据老年慢性胃炎的膳食制定原则为王爷爷制定一日营养食谱，并在课堂上分享。

以下为一日营养食谱举例。

"情境导入"中的高敏为王爷爷制定的一日营养食谱见表6.8。

表6.8　王爷爷的一日营养食谱

餐次	食物和用量
早餐	皮蛋瘦肉粥（皮蛋半只、瘦肉50g、大米50g）、果酱面包（果酱25g、面包50g）、酱豆腐（豆腐50g）
加餐	酸奶、牛奶饼干
午餐	软饭（大米100g）、丝瓜烩肉丸（丝瓜100g、猪瘦肉50g）、番茄烩鱼片（番茄100g、青鱼50g）
加餐	鲜榨橙汁200mL
晚餐	鲜肉馄饨（瘦肉50g、鸡蛋1个、馄饨皮100g）、烩胡萝卜100g
加餐	酸奶、牛奶饼干

膳食营养及评价见表6.9。

表6.9　膳食营养及评价

营养素	摄入量	RNI 或 AI
能量	2200kcal	2300kcal
蛋白质	95g（18%）	75g
脂肪	50g（22%）	64g
碳水化合物	340g（60%）	
铁	17mg	15mg
维生素 B_1	1.5mg	1.4mg
维生素 B_2	1.3mg	1.4mg
维生素 C	80mg	100mg
动物蛋白/植物蛋白	60%/40%	
饱和脂肪酸/单不饱和脂肪酸/多不饱和脂肪酸	5.4%/6.4%/4.5%	

慢性胃炎的饮食是平衡膳食，可以长期食用。该食谱能满足身高170cm、体重正常的老年人一日的需求。能量的供给达到33kcal/kg，脂肪摄入量小于25%，铁和维生素的供给充足，符合疾病治疗的需要。

通过本任务的学习，对自己的知识点掌握情况做出自评。

评价内容	知识点	掌握程度 （A. 良好；B. 一般；C. 不好）	重难点总结
老年慢性胃炎认知	老年慢性胃炎的定义		
	老年慢性胃炎对健康的危害		
老年慢性胃炎患者的饮食注意事项	饮食注意事项		
老年慢性胃炎的膳食管理	膳食营养制定原则		
	膳食指导		

延展阅读

胃肠道疾病的临床分析

1. 流行病学分析

胃肠道疾病主要包括急、慢性胃肠炎，功能性消化不良，反流性食管炎，急、慢性结肠炎和消化性溃疡等。全国胃肠炎发病率达 14.28‰，估计全国患病人口达 1600 万（经过确诊）；尚有许多没有确诊的患者，经医生反映约占 2/3；其中城市发病率高于农村。消化性溃疡是消化系统常见疾病，主要由吸烟、饮酒、情绪紧张、药物刺激引起，其发病率南方高于北方，城市高于农村。大城市的胃肠炎发病率低于中、小城市，中型城市的发病率最高。消化性溃疡的发病率与城市的人口规模有较大关联，大城市的消化性溃疡的发病率高于中型城市，中型城市的发病率高于小城市。在农村，三类农村的胃肠炎发病率最高，其次为一类农村，四类农村的发病率最低。而消化性溃疡的发病率与农村的经济发达程度有关，一类农村的发病率最高，发病率为 5.12‰；二类和三类农村的发病率均为 3.18‰；四类农村的发病率最低，为 3.11‰。

2. 发病率特点分析

胃肠炎主要分两种：急性和慢性。季节性对慢性胃肠炎的影响较少，一年四季都可发作，而急性胃肠炎常见于夏秋两季，综合性医院每年 5 月 1 日至 10 月 30 日是高发期，与节假日也有关系。急、慢性胃肠炎患病率女性均高于男性；胃肠炎患者以轻度和中度的比率比较大，占绝大多数。重度和暴发性的少，轻度的占 60% 左右，中度的占 20%，重度和暴发性的各占 10%。在年龄分布上，中老年人的急、慢性胃肠炎患病率远远高于青少年。近两年，急、慢性胃肠炎疾病门诊量呈递增趋势，慢性胃肠炎患者复诊率较高。消化性溃疡为常见病、多发病，多发生于青壮年，但老年患者亦不少见，胃溃疡的好发年龄比十二指肠溃疡约迟 10 年；女性患者平均年龄比男性高。同时消化性溃疡和遗传、血型有一定关系：患者家族中发病率高于一般人；O 型血者，特别是血型物质非分泌者的十二指肠溃疡发病率高于正常人；该病在春季、秋季和秋冬、冬春相交之季的发病率较高。

3. 用药分析

胃肠道用药主要由抗消化性溃疡药，止吐药和止恶心药，抗酸药及胃肠胀气用药，肠道抗炎/抗感染药，消化药（包括酶制剂用药），泻药，胃肠解痉药、抗胆碱药和胃动力药，以及其他消化道和代谢用药八大类别组成。西药治疗胃肠道疾病是常用药，具有起效快的特点，但是在临床上所出现的副作用也是存在的，往往会伤及肝肾的功能，对于长期服药的患者往往会出现此病未愈又添新病的情况。中医中药治疗胃肠道疾病已被患者所认可，目前治疗胃肠道常用的中药有党参、山药、白术、茯苓、黄芪、太子参、黄精、人参、白扁豆、薏仁、莲子、大枣等，其临床应用非常广泛；常用的方剂如理肠调胃安神汤在临床通过辨证施治随证加减用于胃肠道疾病的治疗与防复发的用药。

（资料来源：佚名，2014. 胃肠道疾病简介与分析[EB/OL].（2014-07-13）[2019-12-15].
http://www.360doc.com/content/14/0713/11/11650020_394070447.shtml.）

任务六　掌握骨质疏松症的膳食管理

任务目标

『知识目标』

1. 认识骨质疏松症。
2. 了解骨质疏松症患者的饮食注意事项。
3. 掌握骨质疏松症的膳食管理。

『技能目标』

1. 能够根据患病特点鉴别出骨质疏松症。
2. 能够制定简单的骨质疏松症膳食指导方案。

『职业素养目标』

1. 培养对骨质疏松症的辨别敏感度。
2. 培养独立思考的态度。

情境导入

王奶奶，今年66岁，身高160cm，体重60kg，绝经10年，经常腰酸腿痛，疲倦。X线检查显示其脊椎、骨盆骨皮质变薄，髓腔增宽，骨小梁数目减少，无骨折。

任务描述

1）根据本任务的学习，认识了解骨质疏松症及其对健康的危害，能够根据其特点判断出骨质疏松症。

2）通过学习骨质疏松症的饮食注意事项和膳食管理，能够分析案例制定一日膳食营养食谱并进行简单的膳食指导。

✔ 相关知识

一、骨质疏松症认知

（一）骨质疏松症的定义

骨质疏松症（osteoporosis）是多种原因导致的骨密度和骨质量下降，骨组织微细结构破坏，造成骨脆性增加，从而容易发生骨折的全身性疾病。骨质疏松症分为原发性和继发性两大类。老年人和妇女绝经后发病率高。

（二）骨质疏松症对健康的危害

疼痛本身可降低患者的生活质量，脊柱变形、骨折可致残，使患者活动受限、生活不能自理，增加肺部感染、褥疮发生率。不仅患者生命质量和死亡率增加，也给个人、家庭和社会带来沉重的经济负担。

二、骨质疏松症患者的饮食注意事项

1. 宜食食物

骨质疏松症患者宜选择含钙高的食物（图 6.6），如牛奶及其制品、鱼类、虾、蟹、豆制品等；富含维生素 D 的强化食物，如沙丁鱼、鳜鱼、青鱼、牛奶、鸡蛋等；适量使用鱼肝油和钙补充剂，但需注意不要过量。

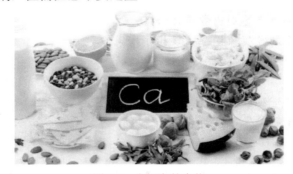

图 6.6 含钙高的食物

2. 忌食食物

骨质疏松症患者应减少膳食中影响钙吸收利用的因素，如食物中的植酸盐、碱性磷酸盐、纤维素等可与钙形成不能溶解的化合物，减少钙的吸收；膳食中的脂肪因其含有脂肪酸能够与钙形成不溶性的钙皂，也会降低钙的吸收。酒、浓茶、咖啡等也影响钙的吸收，应少食。

三、骨质疏松症的膳食管理

（一）膳食营养制定原则

1. 能量

与个体年龄、性别、生理需要、劳动强度等相适应，达到并维持合理体重。

2. 蛋白质

健康成人摄入 1.0～1.2g/（kg·d）蛋白质，骨质疏松症患者在此基础上应酌量增加。增加富含胶原蛋白和弹性蛋白的食物，包括牛奶、蛋类、核桃、肉皮、鱼皮、猪蹄胶冻、甲鱼等。

3. 无机盐

保证每日 1000～1500mg 钙的供应，镁的摄入量为 350mg/d。保证各类微量元素的摄入。

4. 维生素

骨质疏松症患者应满足各种维生素，特别是维生素 D 的摄入。

（二）膳食指导

1. 管理目标

营养治疗的目的是通过饮食补充钙、磷和维生素 D，有效防治骨质疏松症。

2. 营养目标

主要的营养目标就是高钙。平衡膳食应注意能量及三大营养素的合理比例。保证钙的供应量，适当增加日光浴，同时可以增加富含维生素 D 的膳食。

任务实施

1）以小组为单位，总结整理出骨质疏松症的定义、对健康的危害和饮食注意事项。
2）根据骨质疏松症的膳食制定原则为王奶奶制定一日营养食谱，并在课堂上分享。
以下为一日营养食谱举例。
为"情境导入"中的王奶奶制定的一日营养食谱见表 6.10。

表 6.10　王奶奶的一日营养食谱

餐次	食物和用量
早餐	芝麻酱面包[面粉（特一）75g、芝麻酱 25g]、牛奶 220mL
午餐	米饭（特一粳米 125g）、番茄炒蛋（番茄 150g、鸡蛋 50g）、香菇油菜（油菜 150g、香菇 5g）、红烧鲤鱼（鲤鱼 50g、植物油 8mL）

续表

餐次	食物和用量
加餐	苹果 150g
晚餐	馒头[（面粉，特一）75g]、芹菜炒豆腐皮（芹菜 150g、豆腐皮 25g）、余虾丸子汤（虾肉 25g、植物油 7mL）

营养素含量分析见表 6.11。

表 6.11 营养素含量分析

营养素	摄入量
能量	1814kcal
蛋白质	78g
脂肪	51g(30.7%)
碳水化合物	261g
钙	1030mg

任务点评

通过本任务的学习，为自己的知识点掌握情况做出自评。

评价内容	知识点	掌握程度（A. 良好；B. 一般；C. 不好）	重难点总结
骨质疏松症认知	骨质疏松症的定义		
	骨质疏松症对健康的危害		
骨质疏松症患者的饮食注意事项	饮食注意事项		
骨质疏松症的膳食管理	膳食营养制定原则		
	膳食指导		

延展阅读

骨质疏松症的相关影响元素

1. 钙

钙是骨质中非常重要的一种矿物质。钙的营养状况对骨峰值的高低有显著影响。摄入足量的钙有助于儿童、青少年达到最大正钙平衡，获得理想的骨峰值，使绝经期和老年期有较高的骨密度，延缓骨质疏松的发生。绝经后女性摄入的钙对于增加骨量、预防骨质丢失或骨折均有作用。18～25 岁成年人膳食的钙磷比与骨量呈正相关。

2. 磷

磷与钙同为骨质的重要组成部分，体内钙磷代谢十分复杂，两者相互制约，并保持一定的数量关系。高磷低钙膳食可降低钙的吸收，妨碍骨质的正常生长和发育，对于老年人则加速与年龄相关的骨质丢失。美国明确规定老年人膳食的钙磷比例不得超过 1：2。

3. 维生素 D

充足而有活性的维生素 D 能够保证骨质代谢的顺利进行,老年人由于户外活动少和肾功能降低,维生素 D 的数量和效能不足,骨质合成代谢受阻。

4. 蛋白质

膳食长期缺乏蛋白质,可使骨基质蛋白合成不足,影响新骨形成。膳食蛋白还与钙代谢有关,成人每代谢 1g 蛋白质,尿钙就丢失 1mg,因而高蛋白膳食可提高机体对钙的需要。此外,高蛋白膳食的酸性代谢和产物较多,有可能动员骨钙入血作为缓冲,从而降低骨量。

5. 植酸和草酸

谷物中的植酸和某些蔬菜(如菠菜)中的草酸能在肠道内与钙结合成为不溶解的钙盐,阻碍钙吸收而影响骨质形成。

6. 脂肪

膳食中脂肪含量过高,特别是饱和脂肪酸过多时,与钙结合成不溶性钙皂,抑制钙吸收,也可能影响骨质形成。

7. 膳食纤维

膳食纤维中的葡萄糖醛酸也能与钙结合,若摄入过多,则钙的吸收减少,会增加骨质疏松及骨折的危险性。

8. 其他营养素

维生素 C 能够促进骨胶原合成;维生素 A 能够协调成骨细胞和破骨细胞的功能状态;维生素 K 有抑制破骨细胞活性的作用,适量增加可以抑制骨吸收;高钠摄入可导致尿钙增加,血钙降低;氟可促进成骨细胞的骨形成,缺乏会造成骨质钙化不全。

(资料来源:根据营养类书籍及相关资料整理而得。)

 项目总结

老人慢性疾病多,合理膳食很关键。
了解疾病的特点,判断病情放在前。
针对病情和案例,制定营养膳食餐,
熟记指导的原则,延年益寿很简单。

 拓展练习

一、单选题

1. 肥胖是体重超过标准体重(　　　　)以上的病理状态。
   A. 50%　　　　　　B. 30%　　　　　　C. 20%　　　　　　D. 10%

2. 正常人空腹静脉血糖应小于（　　）mmol/L。

    A. 5.0　　　　　　B. 6.0　　　　　　C. 6.1　　　　　　D. 7.0

3. 当（　　）时，即可诊断为高血压。

    A. 收缩压大于等于 120mmHg 和（或）舒张压大于等于 80mmHg

    B. 收缩压大于等于 130mmHg 和（或）舒张压大于等于 85mmHg

    C. 收缩压大于等于 140mmHg 和（或）舒张压大于等于 90mmHg

    D. 收缩压大于等于 150mmHg 和（或）舒张压大于等于 95mmHg

4. 当老年慢性胃炎患者胃酸分泌过少时，不可以摄食（　　）。

    A. 肉汤　　　　　　B. 酸奶　　　　　　C. 面包　　　　　　D. 果汁

5. （　　）摄入过多，使钙排泄增加，也可以引起骨质疏松。

    A. 蛋白质　　　　　B. 脂肪　　　　　　C. 糖类　　　　　　D. 维生素

二、多选题

1. 糖尿病患者饮食注意事项包括（　　）。

    A. 禁忌甜食　　　　B. 忌油腻食物　　　C. 禁食粗食

    D. 戒烟戒酒　　　　E. 禁食辛辣刺激性食物

2. 肥胖对健康的危害包括（　　）。

    A. 心脑血管疾病　　B. 糖尿病　　　　　C. 胆囊疾病

    D. 功能损害　　　　E. 内分泌及代谢紊乱

3. 慢性阻塞性肺疾病的膳食营养制定原则包括（　　）。

    A. 充足的能量　　　B. 适量的蛋白质　　C. 降低脂肪摄入

    D. 低的碳水化合物　　　　　　　　　E. 维生素和微量元素

4. 骨质疏松是多种原因导致的骨密度和骨质量下降，骨组织微细结构破坏为特征，造成骨脆性增加，从而容易发生骨折的全身性疾病。（　　）发病率高。

    A. 儿童　　　　　　B. 孕妇　　　　　　C. 乳母

    D. 老年人　　　　　E. 妇女绝经后

5. 老年慢性胃炎患者的膳食营养制度原则包括（　　）。

    A. 去除诱因

    B. 少量多餐

    C. 平衡膳食

    D. 保持正常胃酸

    E. 提高脂肪摄入

三、简答题

1. 在饮食方面，高血压患者应注意哪些事项？

2. 制定慢性阻塞性肺疾病患者的膳食营养，应遵循哪些原则？

3. 骨质疏松症患者日常饮食的注意事项是什么？

项目六拓展练习答案

参 考 文 献

董凤利，阎雅更，王阳，2005．心脑血管病食谱[M]．哈尔滨：黑龙江科学技术出版社．

杜立华，2015．烹饪营养与配餐[M]．重庆：重庆大学出版社．

杜庆，2017．老年膳食与营养配餐[M]．北京：机械工业出版社．

范志红，2010．食物营养与配餐[M]．北京：中国农业大学出版社．

范志红，2010．营养与食品安全[M]．北京：中央广播电视大学出版社．

葛可佑，2004．中国营养科学全书（下）[M]．北京：人民卫生出版社．

葛可佑，2013．中国营养师培训教材[M]．北京：人民卫生出版社．

顾景范，杜寿玢，郭长江，2009．现代临床营养学[M]．2版．北京：科学出版社．

何宏，2011．中国传统营养学[M]．北京：中国轻工业出版社．

焦广宇，蒋卓勤，2007．临床营养学[M]．2版．北京：人民卫生出版社．

劳动和社会保障部中国就业培训技术指导中心，2003．营养配餐员[M]．北京：中国劳动社会保障出版社．

刘志皋，1991．食品营养学[M]．北京：中国轻工业出版社．

彭景，2008．烹饪营养学[M]．北京：中国纺织出版社．

孙长颢，2012．营养与食品卫生学[M]．7版．北京：人民卫生出版社．

孙远明，2010．食品营养学[M]．2版．北京：中国农业大学出版社．

吴育红，2016．老年人营养与膳食[M]．杭州：浙江大学出版社．

杨月欣，2004．食物血糖生成指数[M]．北京：北京大学医学出版社．

杨月欣，2009．中国食物成分表第一册[M]．2版．北京：北京大学医学出版社．

于若木，1998．青壮年营养食谱手册[M]．上海：上海辞书出版社．

臧少敏，2015．老年人营养与膳食[M]．北京：中国人民大学出版社．

臧少敏，王友顺，2013．老年营养与膳食保健[M]．北京：北京大学出版社．

中国就业培训技术指导中心，2012．公共营养师：国家职业资格三级[M]．2版．北京：中国劳动社会保障出版社．

中国就业培训技术指导中心，2012．公共营养师：国家职业资格四级[M]．2版．北京：中国劳动社会保障出版社．

中国就业培训技术指导中心，2012．公共营养师（基础知识）[M]．2版．北京：中国劳动社会保障出版社．

中国营养学会，2008．中国居民膳食指南[M]．拉萨：西藏人民出版社．

中国营养学会，2014．中国居民膳食营养素参考摄入量（2013版）[M]．北京：科学出版社．

中国营养学会，2016．中国居民膳食指南（2016）[M]．北京：人民卫生出版社．

周才琼，周玉林，2012．食品营养学[M]．2版．北京：中国质检出版社．

周俭，2005．护肝套餐[M]．上海：上海中医药大学出版社．

周旺，2007．烹饪营养学[M]．2版．北京：中国轻工业出版社．